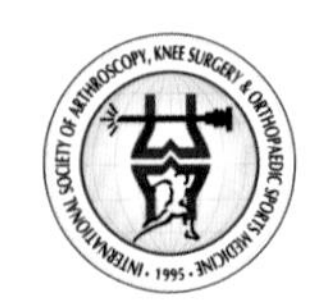

肘关节镜

Elbow Arthroscopy

主　编　〔意〕路易吉·艾德里安·佩德尔奇尼

副主编　〔澳〕格雷戈里·贝恩
　　　　〔美〕马克·R·萨福兰

主　译　陆　伟　徐卫东　华英汇

天津出版传媒集团

天津科技翻译出版有限公司

著作权合同登记号:图字: 02-2014-35

图书在版编目(CIP)数据

肘关节镜 /(意)佩德尔奇尼(Pederzini, L. A.)主编;陆伟等译. — 天津:天津科技翻译出版有限公司,2015.4
书名原文: Elbow Arthroscopy
ISBN 978-7-5433-3468-7

Ⅰ. ①肘… Ⅱ. ①佩… ②陆… Ⅲ. ①肘关节-关节镜-外科手术 Ⅳ. ①R687.4

中国版本图书馆CIP数据核字(2014)第298746号

授权单位:Springer-Verlag GmbH
出　　版:天津科技翻译出版有限公司
出 版 人:刘 庆
地　　址:天津市南开区白堤路 244 号
邮政编码:300192
电　　话:(022)87894896
传　　真:(022)87895650
网　　址:www. tsttpc. com
印　　刷:天津市银博印刷集团有限公司
发　　行:全国新华书店
版本记录:635 × 940　32 开本　4.75 印张　150千字
　　　　　2015 年 4 月第 1 版　2015 年 4 月第 1 次印刷
　　　　　定价: 88.00 元

译者名单

主　审　崔国庆　王大平

主　译　陆　伟　徐卫东　华英汇

副主译　朱伟民　欧阳侃　赵金柱

译　者　（按姓氏汉语拼音排序）

冯文哲　华英汇　李　皓　李宏云

柳海峰　陆　伟　欧阳侃　彭亮权

王静蔚　吴　冰　徐卫东　赵金柱

朱伟民

中文版序言

肘关节镜技术开展时间不算短，但由于肘关节本身狭窄，周围血管神经和韧带交织复杂，所以一直以来临床应用受到局限。

虽然我国肘关节镜技术开展较早，但在国外发表的论文寥寥无几，国内的肘关节镜相关论文也不多，原因可能是积累的病例数不够多，加上肘关节镜技术本身风险较大，所以各种骨科运动医学会议中所见的文章较少。

国际关节镜－膝关节外科－骨科运动医学学会（International Society of Arthroscopy, Knee Surgery and Orthopaedic Sports Medicine, ISAKOS）的宗旨是致力于在全球范围内推广各种关节镜技术。陆伟医生是上届ISAKOS上肢委员会委员，并参与了《肘关节镜》（Elbow Arthroscopy）初始论证阶段的工作。《肘关节镜》是ISAKOS系列关节镜丛书中的一册，它针对性地对肘关节最常见疾病镜下治疗的解剖、技术难点和相关的并发症预防、注意事项进行了详细介绍，对安全、有效地开展肘关节治疗有很好的借鉴作用。

希望本书能给读者带来新知识、新信息，让大家在阅读的同时也可以进一步思考、判断，并从中学到更多的思想、理念等。希望大家在将来的工作中，为我国肘关节镜事业的发展贡献自己的力量。

2014年6月于北京

中文版前言

在过去的30余年中，关节镜外科学取得了长足的进步，由当初仅限于膝关节发展到今天适用于全身各大关节，从单一的关节镜下诊断性探查、游离体摘除、关节清理发展到现在的韧带重建、肩袖的撕裂修复、骨折内固定等复杂手术。关节镜技术、操作、器械、植入物和设备均取得了飞速发展。我们见证了国际运动医学和关节镜领域发展的革命性飞跃，以及我国运动医学和关节镜外科从无到有、从少数几家医疗单位开展到近年来的蓬勃发展。由于肘关节镜手术已经成为骨科的必备技术，因此迫切需要一套与现代最新技术发展相符合且适应目前临床工作需要的关节镜外科书籍，以帮助我们提高操作技术、紧跟世界发展潮流。

国际关节镜－膝关节外科－骨科运动医学学会（ISAKOS）是一个以关节镜为主要技术手段的国际性专业医师学会，其成立宗旨是建立在关节镜、膝关节手术以及骨科运动医学方面世界范围内的交流、教学、科研以及患者关护。目前ISAKOS的成员遍布在全世界96个国家，因此也为运动医学与关节镜学科发展和交流提供了国际性服务平台。本书是2009年ISAKOS上肢委员会为了技术推广而编写的专业性书籍，本书的主译有幸成为发起人之一并参与了该书的筹划工作。本书从肘关节大体解剖、影像学检查与镜下解剖对照、关节镜入路解剖、常见疾病的关节镜下手术治疗等方面进行阐述，运用大量影像学照片和术中照片作为媒介，同时结合目前世界上关节镜外科学的基础研究、技术方法、器械设备等方面的最新进展，详尽介绍了肘关节镜手术的方法和工作过程中有可能遇到的相关问题及解决方法，以便读者能掌握最新的肘关节镜技术方法并学以致用。

本书是ISAKOS学会中肘关节镜领域手术大师的工作经验总结，而本书的译者是具有丰富关节镜外科操作经验的运动医学专科医生，对肘关节镜下操作有较深刻的体会，我们试图在关节镜操作与影像学检查、临床解剖学之间架起一座桥梁，让准备开展关节镜工作的医生能在较短时间内对关节镜外科前沿领域有更全面的了解和把握。同时本书还融入了目前世界上最新的关节镜外科发展成果，使关节镜外科专科医生可以掌握最新的研究进展与趋势，与时俱进，跟上时代发展的步伐。

希望本书的出版能给有志于开展肘关节镜外科工作和想进一步提高关节镜下操作能力的外科医生提供学习和借鉴国外关节镜外科研究应用的经验和实例，并为尽快普及、丰富和提高我国肘关节镜外科技术水平起到抛砖引玉的作用。限于时间较紧和译者水平有限，本书可能存在许多不足之处，敬请国内外学者批评指正。

2014 年 5 月

序　言

医学教育包括基础科学、医学创新以及应用技术的推广，我们如何努力把这些知识在全球推广是一个挑战。为了达到这一目的，一个代表着五大洲的强有力的领导团队，正在推进国家之间、大洲之间和专业社会团体之间形成一个独特的联盟。国际关节镜－膝关节外科－骨科运动医学学会（ISAKOS）全球教育联合会是一个被广泛认可的项目组织，致力于教育、科研与合作活动。此举旨在为提高关节镜、膝关节外科以及骨科运动医学的教育水平进行全球推广。

科技和教育技术对提供均等机会来说都是很重要的。但现实往往是不均衡的，全球各地的研究人员以及住院医生们经常描述和强调这点，尽管这些人都拥有非凡的学习能力和强大的动力，这使我们认识到 ISAKOS 和它的合作伙伴有责任为他们提供一个教育保障，让所有机构都能够实现合作并从中获益。和我们曾经设定的主要目标一样，现在这些目标正变成现实。因此，无论你在哪里，多方面的帮助均能把你带进一个高水平的教育平台。我们将加入你，你也会加入我们，到这个无价的教育使命中。因此，你将会获得最先进的技术、最领先的科技以及全球知名教授的指导。同时，这也能确保患者获得高质量的医疗服务。

在随后的章节里，本书将重点介绍肘关节镜技术，读者可以借此了解这项技术的研究现状。这次知识的共享是杰出而慷慨的，它能让我们全面了解肘部关节镜的相关知识。这也是作者恪守 ISAKOS 教育使命的重要表现，其重要性与价值是无可置疑的。在你即将要阅读的这本书里，总结了所有最新的技术更新以及为患者提供最好健康保障的相关知识。作者们通过这本书给你带来的科学技术源自他们富有才华和激情的个性，也正是这种个性让骨科显得尤其尊贵。ISAKOS 全球教育联合会将努力做到不遗余力。

João Espregueira
Mendes
教育委员会主席

引 言

肘关节是人体最复杂的关节之一，肘关节周围围绕着重要的血管神经与韧带。肘关节镜是一种需要技巧的外科技术，手术医生需要精确掌握在各种体位下的肘关节解剖细节，并要具备丰富的关节镜操作经验，以应对关节镜下的各种困难。肘关节镜较膝关节和肩关节镜更具挑战性，需要面对更大的神经血管损伤风险。但是，只要具有良好的解剖知识，肘关节镜将是一种可以在关节内外进行病理诊断和治疗的安全的微创手段，并可以为良好的临床评价、准确的手术技术和适当的术后康复提供依据。

ISAKOS《肘关节镜》一书为临床最常见的肘关节内外疾病的诊治提供了较全面的指导。该书首先介绍了肘关节的解剖特点，然后对肘关节镜入路、患者体位和关节镜下技术进行了描述。

本书对肘关节镜的适应证进行了详细描述，包括关节内游离体、肘关节僵硬、肱骨外上髁炎、肘关节关节不稳和肘关节骨折等。同时还介绍了肘关节周围疾病的内镜检查，以及肘关节镜治疗的未来发展，目的是向读者展示肘关节镜的创新技术。我们希望，该书能对那些愿意花时间掌握肘关节技术的肘关节外科医生们有所帮助，指导他们做出诊断，促进患者康复。

最后，还要感谢在本书的编辑过程中无私奉献的作者们，这将是一本非常有价值、杰出的图书。

Cüneyt ‘John’ Tamam
Gary Poehling

前 言

过去 15 年里，众多外科医生为肘关节镜的发展和技术的进步做出了贡献。在 20 世纪 30 年代，Burman 首先断言肘关节几乎不可能在关节镜下进行探查，而且最终也只有前间室可以进行检查。但在过去的几年里，北美的大学外科医生报道，技术的进步让肘关节镜从一个高要求且不经常使用的手术，进展为外科医生仅通过适当的训练就可以完成的手术。重点研究上肢病变即从肩部或腕部到肘部病变的医生，研究报道了关节镜下解剖、入路以及一些肘关节疾病的关节镜手术方法。

首先，有必要了解解剖学，特别是关节周围的神经和血管结构，以及它们与肘关节和手术入路的相对关系，以减少可能出现的并发症风险。由于肘关节贴近一些主要的神经，所以这就显得尤为重要。事实上，最初的肘关节镜手术报道显示，神经和血管存在并发症过多的风险。但随着安全技术的引入，并发症的发生率有所降低。这些先驱者的伟大工作是致力于肘部关节镜的进步，让年轻的外科医生可以通过在周密的准则指导下进行手术来规避风险。

国际关节镜 – 膝关节外科 – 骨科运动医学学会（ISAKOS）几年前制作了数个关节的关节镜图集，其中包括了肘关节，之后又完成了标准术语项目，以便世界各地的外科医生在练习和报道肘关节镜手术时有相同的指南和语言表达。

ISAKOS 全球教育联合会委托我们（Luigi Pederzini、Marc Safran 和 Greg Bain）描绘一些基本技术以及肘关节镜某些更高级的技术，以便医生能遵循相同的安全指南以及更好地理解简单和更困难的手术过程。参与这项工作的作者，谦虚地说，是被一些人所认定的肘关节镜专家和倡导者，他们提供了一些来自北美、澳大利亚和欧洲的肘关节镜观点。从读者的角度来讲，你会发现这些文章质量非常高，并且可能显示了作者高水平的工作以及深入浅出的教学能力。

书中详细介绍了肘关节解剖，以指导入路的安全定位、规避相关的神经与血管并发症的风险。关节镜技术一章介绍了解剖学，包括入路解剖以及完成安全的肘关节镜手术的技巧和技术。此外，该章还引出了一些更为复杂的概念，这些概念会在后面的章节里一一描述。剥脱性骨软骨炎一章深入、细致地描述了该疾病的诊断和治疗过程，该病经常发生于青少年运动员，但目前仍不清楚其自然病史和远期疗效。肱骨外上髁炎与体育活动相关，且与重体力劳动者也密切相关，作者在这里做了详尽的介绍，包括一些细致的技术和一些令人鼓舞的结果。肘关节僵硬目前仍然是肘关节病变保守治疗或手术治疗后的常见并发症。

本章将介绍关节僵硬的原因、何时以及如何在关节镜下治疗这些病例的适应证，从而为外科医生提供指导。书中还概述了关节镜的局限性，并且指导外科医生在更复杂的情况下何时改为开放手术。关节镜下治疗肘关节骨折以及肘关节镜技术的未来为肘关节手术开辟了新的视野并提出了新的挑战。肘关节镜手术的并发症是本书最重要的章节之一，作者在我们的学习曲线里提供了里程碑式的回顾，并建议如何避免这些负面结果。

本书能够帮助年轻的外科医生完成肘关节镜手术。对于有经验的外科医生来说，本书是一个很好的参考，同时也能为其带来该领域的最新发展。而对于学术型的医生来说，本书则是推进肘关节手术进入一个新时代的挑战邀请。我们的编辑团队对于能在各位同仁的支持下出版这本书感到非常骄傲。我们非常感谢他们极其宝贵的贡献，同时也感谢ISAKOS 能给我们提供这样一个机会，让我们在服务社会中扮演如此重要的一个角色。

Luigi Pederzini
Greg Bain
Marc Safran

目　录

第 1 章　解剖与入路 ······ 1
第 2 章　关节镜技术 ······ 13
第 3 章　肘关节剥脱性骨软骨炎与关节游离体 ······ 25
第 4 章　关节镜治疗外上髁炎 ······ 35
第 5 章　肘关节僵硬的关节镜治疗 ······ 45
第 6 章　关节镜在治疗肘关节不稳定中的作用 ······ 61
第 7 章　肘关节周围内镜技术 ······ 77
第 8 章　肘关节骨折的关节镜治疗 ······ 87
第 9 章　肘关节镜手术的并发症 ······ 107
第 10 章　肘关节镜：未来展望 ······ 117
索引 ······ 133

第 1 章 解剖与入路

Duncan Thomas McGuire, Gregory Ian Bain

1.1 引言

1932 年，Burman 首先在尸体研究中发现可将关节镜放入肘关节内，且可较容易地观察到关节内的许多结构。然而，直到 1985 年 Andrews 和 Carson 的论文、1986 年 Morrey 的演讲以及 1989 年 Poehing 的论文才引起了骨科学界的注意[1-4]。一项 473 例的病例报道证实，肘关节周围的主要神经及皮神经均有损伤的风险，尤其是尺神经最易受累[5]。复杂病例如类风湿关节炎、关节囊松解等，风险会进一步增加。对肘关节神经血管解剖的正确认识以及良好的操作技术对于安全施行肘关节镜手术是至关重要的。

1.2 患者准备

大多数外科医生会采用由 O'Driscoll 和 Morrey 首先描述的侧卧位实施手术[6]。患者侧卧于手术台上，四周用小布袋和软垫固定（图 1.1）。

D. T. McGuire · G. I. Bain
Department of Orthopaedics and Trauma, Royal Adelaide Hospital, Adelaide, SA, Australia

G. I. Bain (✉)
Department of Orthopaedics and Trauma, University of Adelaide, Adelaide, SA, Australia
e-mail: greg@gregbain.com.au; gregbain@internode.on.net

L. A. Pederzini (ed.), *Elbow Arthroscopy*,
DOI: 10.1007/978-3-642-38103-4_1, © ISAKOS 2013

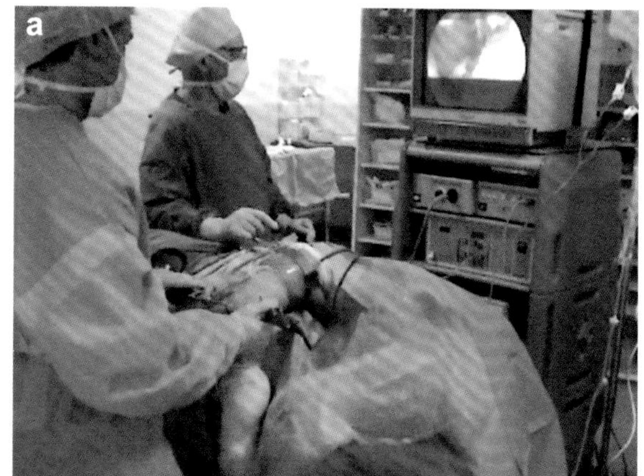

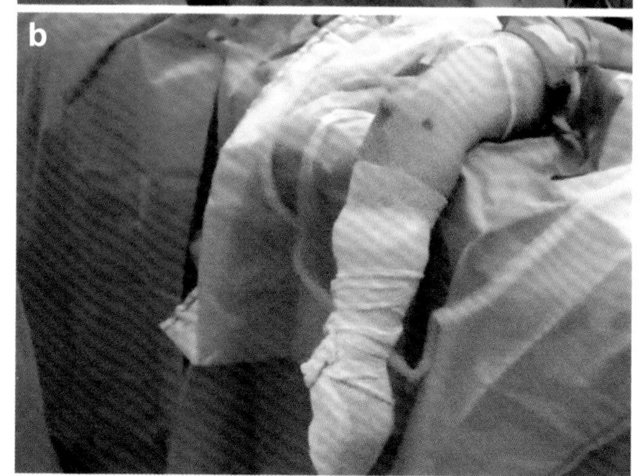

图 1.1 （a）患者取侧卧位。注意无菌止血带。（b）麻醉之前应标记患者外上髁的位置，以确保需要清理的手术部位正确。（Copyright Dr Gregory Bain）

手臂置于一个支撑垫上，以便让肘关节可自由屈伸。这样麻醉师能保持良好的气道入路，手术医生可在手术过程中让肘关节自由活动并获得前方及后方手术入路。然而，如果术中需要改为开放前入路手术，则需要变换患者的体位。

仰卧位首先由 Andrews 和 Carson 描述[2]。肩关节外展 90°，肘关节屈曲 90°，前臂通过一个过头的牵引装置悬吊固定。这种体位的优点是肘关节处于正常的解剖位置时更容易定位，肘关节前间室更容易进入，且麻醉师也更容易控制气道，但进入后间室较困难。

改良仰卧位是使肩关节屈曲 90°，前臂跨过前胸。该体位相对于标准的仰卧位，能更好地进行后入路操作。有各种容易调整的牵引工具使前臂悬吊在胸前。由于前臂跨过胸前会使肘关节前方的神经血管组织远离关节囊，因此在进行肘关节前部手术时更加简单、安全[7]。如术中需进行切开手术，可将前臂从牵引架上放下，放置在手术桌上（图 1.2）。

俯卧位首先由 Poehling 描述，但目前没有普及，主要原因是采用俯卧位时，患者的体位摆放困难，麻醉师在施行全身麻醉时比较难管理气道[4]。

肘关节镜手术一般采用全身麻醉或是区域阻滞麻醉，但很多手术医生不采用区域阻滞麻醉，这样他们可以在术后准确评估神经功能情况。

肘关节镜手术时最好不要向肘窝前施加压力，因此将手术桌向术者倾斜 20° 是非常有帮助的[8]。手术前需标记出骨性标志、血管神经的走行及手术入路。在上臂绑止血带，并在手术操作前进行加压止血。

1.3 手术入路

对于肘关节镜手术入路的安全区域范围已经有很多描述，解剖研究也阐明了肘关节周围血管、神经的走行关系。应谨慎选择手术入路，以免损伤血管、神经结构。手术入路的选择取决于术者的偏好和手术要求。骨性标志能指引术者安全进入关节。

首先使用生理盐水注射扩张肘关节，这一步骤可通过肘关节侧方的软点完成。软点位于肘关节肱骨外上髁、尺骨鹰嘴及桡骨小头形成的三角区域。也可以在肘关节屈曲位由后正中入路经尺骨鹰嘴注入。注入的液体扩张关节囊，增加了正中神经（12mm）、桡神经（6mm）与骨的距离，但是不增加尺神经与骨的距离[9, 10]。而且，注入的液体也不增加肘关节囊与神经之间的距离，两者仍维持较接近的状态[9]。

肘关节屈曲相对于肘关节伸直将增加骨与神经之间的平均距离，这些神经包括：正中神经（5~13mm）、桡神经（6~10mm）、尺神经（3~5mm）[9]。因此，肘关节镜手术时应尽量维持肘关节屈曲位，并用液体扩张关节，以减少穿刺锥或套管置入导致的神经损伤（图 1.3）。

在屈曲 70° 时，肘关节能容纳 20~30mL 的液体[11]；在屈曲近 85° 时，关节囊收缩增厚，肘关节扩张顺应性降低（15%），容纳的液体减

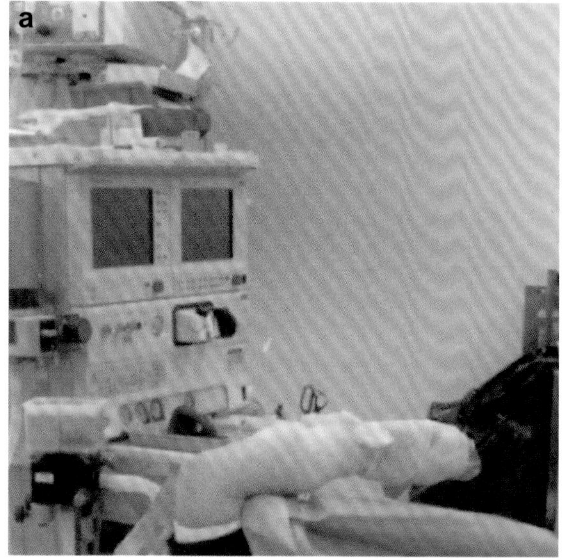

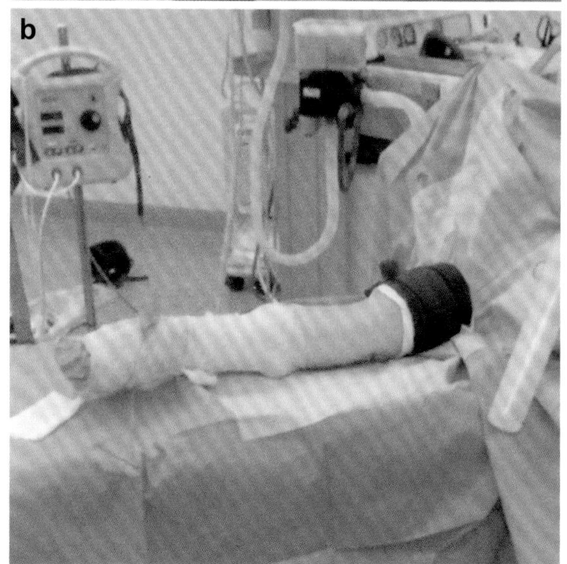

图 1.2 （a，b）患者取改良仰卧位，前臂跨过前胸置于支架槽中。如术中需要进入肘部前侧，可伸展前臂并将其放置在手术台上。（Copyright Dr Gregory Bain）

少（3~9mL）[12]。水压过度扩张关节会使关节囊破裂，因此应尽量避免这种情况的发生。为减少肿胀与液体渗入周围组织，建议采用悬挂方式

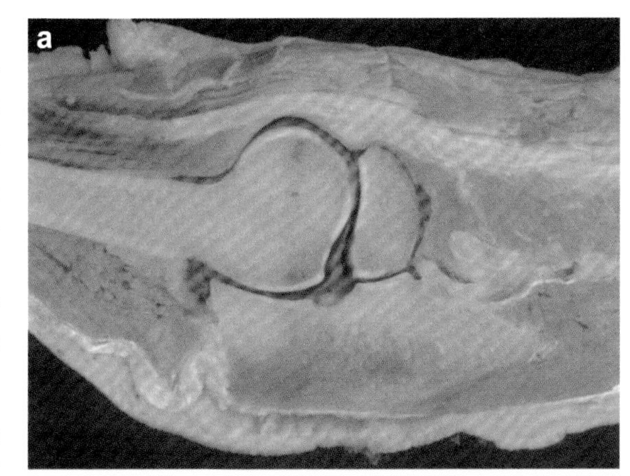

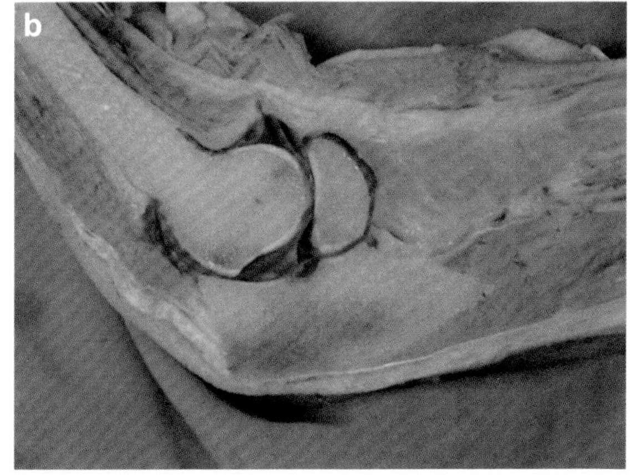

图 1.3 （a）尸体标本，已经往关节腔内注入了粉红色的乳液。注意桡神经直接在肱骨小头和桡骨小头的前方关节囊表面走行，液体扩张会增加肱骨小头与神经之间的距离。（b）屈曲肘关节，关节前间隙会增加，神经血管结构也会远离肱骨小头。注意无论是液体扩张还是肘关节屈曲，桡神经与前方关节囊的距离均未发生变化。（Copyright Dr Gregory Bain）

输液，最好不用压力泵。

因为很少有液体外渗，所以首选不带套管芯的 4mm 30° 关节镜。2.7mm 的腕关节镜能很容易观察到外侧间沟，并能应用于体格较小的患者，但较少使用。70° 关节镜用于狭窄的关节可能较好[13, 14]。穿刺套管芯需使用圆钝头，以防止神经及软骨的损伤。

1.3.1 尺神经损伤预防

在对每名患者进行皮肤切口前，手术医生应该分辨清尺神经的位置。虽然近端内侧入路最容易损伤尺神经，但是其他内侧入路也会损伤尺神经，特别是在有尺神经移位的情况下。尺神经一般在肱骨内上髁后方可触及到，因此可以在清楚尺神经位置的情况下建立内侧入路。如果尺神经有半脱位，但还能很清楚地辨别和复位时，那么将尺神经复位后也可以采用常规技术建立近端内侧入路。如果尺神经无法清楚辨别，例如曾有过尺神经手术史，那么在做任何内侧入路之前，须在内侧做皮肤切口，并分辨出尺神经[15]。

1.3.2 皮神经损伤预防

为了防止皮神经损伤，作者推荐“划痕－延长”技术。划痕是指使用手术刀片切开真皮层，然后再用钝头止血钳分离皮下脂肪，以降低皮神经损伤的风险。皮神经位于皮下组织深部的深筋膜中[16]（图 1.4）。由于皮神经及其分支较多，所以肘关节周围各个入路附近几毫米范围内均有皮神经存在。然后，使用钝头穿刺锥进入关节内。穿刺套管有回流液体即证实成功进入关节。

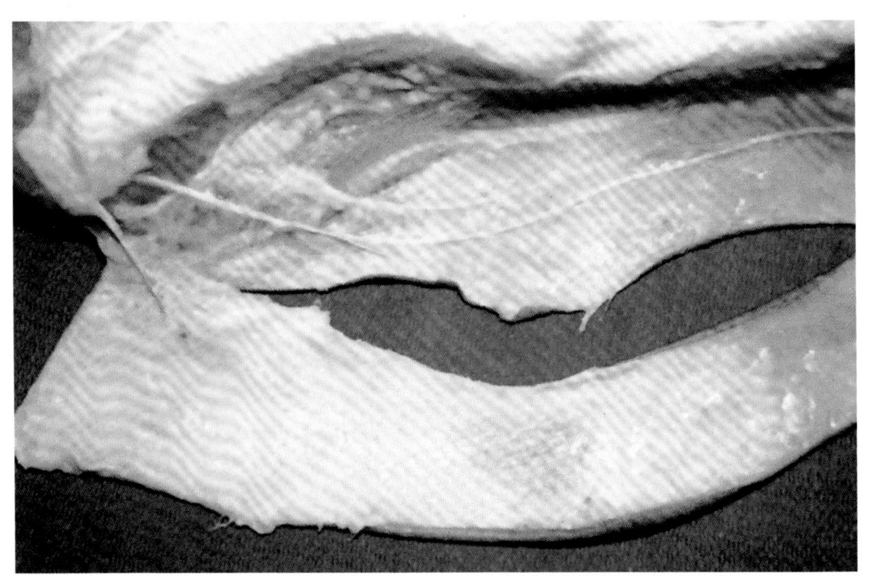

图 1.4 尸体解剖显示，皮神经位于皮下脂肪深处的深筋膜中。所有的肘关节镜入路均有皮神经损伤风险。皮神经损伤可以避免，首先在皮肤上做一个小切口，然后在插入套管针前用动脉剪分离皮下脂肪。（Copyright Dr Gregory Bain）

手术入路也可以采用交换棒由内向外技术建立。由前方插入钝头穿刺锥时，肘关节应屈曲 90° 以上，以便最大程度避免血管神经损伤 [17]。

1.3.3 入路选择的原则

作者采用“2cm”原则，即工作通道建立在离肘关节骨性突起近端 2cm 左右。

在肘关节前方，工作入路有近端前内侧入路与近端前外侧入路，分别位于肱骨内上髁及外上髁近端 2cm 处。在肘关节后方，后正中入路及后外侧入路位于尺骨鹰嘴近端 2cm 处。

1.4 近端前内侧入路

近端前内侧入路是由 Poehling[4] 首先提出的，是常用的标准起始入路。该入路能提供良好的视野，以便观察桡骨小头、冠状突、外侧关节囊、外侧沟。该入路位于肱骨内上髁近端 2cm，内侧肌间隙前方。建立该入路时必须明确尺神经的位置。穿刺锥或动脉钳应沿着肱骨远端前方滑向桡骨小头，穿刺锥的位置应维持在骨面行走，以免损伤正中神经。这个入路是大部分医生使用的起始入路。

在该入路水平，尺神经在其后方 12mm，正中神经在其前方 12mm，肱动脉在其前方 18mm[9]。该入路最容易损伤的组织是前臂内侧皮神经（平均距离 2.3mm）[18]。

1.5 近端前外侧入路

近端外侧入路首先由 Field 等描述，该入路位于肱骨外上髁近端 1~2cm，紧贴肱骨前方 [19]。穿刺锥在肱骨前方对准关节中心插入。经过肱桡肌、肱肌远端，穿过外侧关节囊进入关节。该入路能很好地观察关节前方，因此被许多医生作为第一入路。该入路最容易损伤的组织是桡神经（平均距离该入路 13.7mm）和前臂皮神经的后支 [平均距离 6.1mm（范围 0~14mm）][19]。近端前外侧入路相对于其他前外侧入路来说更安全，且能提供更好的手术视野 [20]。

1.6 前内侧入路

该入路位于肱骨内上髁远端 2cm、前方 2cm 处，能很好地观察肘关节腔外侧部分和近端关节囊止点区域[8]。作者将它作为内侧第二入路，采用交换棒技术由外向内进行操作。该入路最易损伤的组织是前臂内侧皮神经的前支（平均距离该入路 1mm）[20]。在肘关节屈曲时，该入路非常安全。在肘关节完全伸直时，正中神经与穿刺套管直接接触，因此应在肘关节屈曲 90° 时建立该入路，这时正中神经向前远离肘关节（7~14mm）[21]。肱动脉有厚实的肱肌保护，距离肘关节 8~20mm（平均 15mm）[20]。如果之前施行过尺神经前置，则应避免使用该入路操作[14]。尽管该入路较危险，有可能损伤周围的神经结构，但是它能提供良好的关节手术视野。

1.7 前外侧入路

该入路位于肱骨外上髁远端 2cm、前方 2cm 处。在这个入路，桡神经及前臂后侧皮神经均有损伤风险。穿刺锥经过桡侧腕短伸肌及旋后肌向关节中心穿入。关节镜进入桡骨小头和肱骨桡侧的间隙[14]。该入路经过桡骨小头、冠状突、内侧关节囊，因此可提供良好的肘关节内、外侧视野。可采用由外向内技术建立该入路。针头经由皮肤进入关节腔。在关节镜直视下观察针头所在部位，在切开皮肤前应选择最佳的穿刺入路，这样有利于减少对肘关节外侧结构的损伤。很多医生更愿意使用近端前外侧入路，但该入路容易损伤桡神经(3mm)和前臂后皮神经(2mm)[22]。手术时，特别是在肘关节伸直时，关节镜鞘可能会直接接触到上述两条神经[20]（图 1.5）。

1.8 直接外侧入路（软点入路）

该入路在肘关节外侧软点处，最靠近该入路的神经血管结构是前臂后皮神经（7mm）。该入路可以观察到桡骨小头后方和下方，以及桡尺关节的下方。

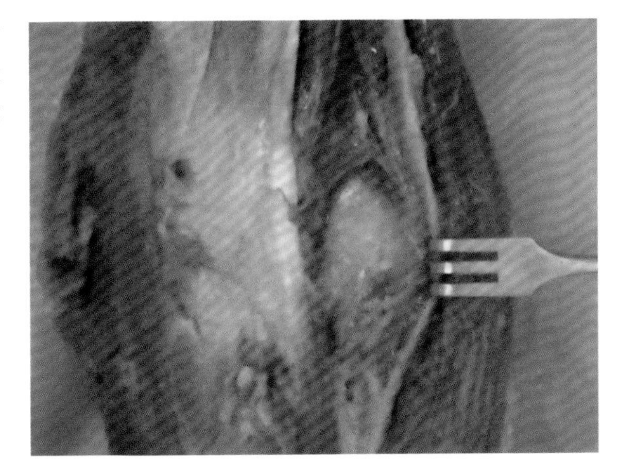

图 1.5 尸体解剖肘关节前部，可伸缩的桡神经位于关节囊前方，跨过肱骨小头和桡骨小头。（Copyright Dr Gregory Bain）

在直接外侧入路及近端前外侧入路范围内可以做多个入路。这些入路可以进入外侧沟，以及用于取出游离体。这些入路一般比较安全，但是越远的入路越容易损伤桡神经。因此，比较安全的做法是采用前面所说的由外向内的方法建立入路。

1.9 后侧入路

由于神经血管距离较远，因此后侧关节镜操作相对于前侧关节镜操作更安全。两个主要的后侧入路为后外侧入路与后正中入路。这两个入路可以很好地观察到内外侧沟及整个后间室。这两个入路可在后间隙进行游离体取出及软骨的清理。

肘关节屈曲 90° 时，在肘关节中线距尺骨鹰嘴近端 2cm 处建立后正中入路，并穿过肱三头肌肉肌腱结合部进入关节。如果入路太靠近远端，靠近肱三头肌肌腱止点处会损伤该肌腱 [17]。前臂后皮神经（23mm）和尺神经（25mm）一般不容易损伤 [14]。

后外侧入路位于尺骨鹰嘴近端 2cm，肱三头肌肌腱外侧缘。后侧两个入路均是在肘关节屈曲 90° 时，向尺骨鹰嘴成 45° 角进入。

其他后侧入路有后侧牵引入路 [23]。该入路位于后正中入路近端 2cm 处，置入牵引器后牵开后方关节囊，以便观察尺骨鹰嘴。

1.10 其他器械

几位作者推荐使用关节内牵引器[13, 23]。牵引器可用来牵开前关节囊和滑膜，使关节内视野清晰，以减少高压水的流入和关节周围肿胀（图1.6）。

磨钻和刨刀是最常用的器械，但注意只能在直视下操作。使用刨刀时，应尽量避开神经组织，并采用自然引流而不要使用吸引器吸引。应使用无齿刨刀，以防过多刨削软组织。这些步骤可以最大限度减少关节清理与滑膜切除过程中的神经损伤。

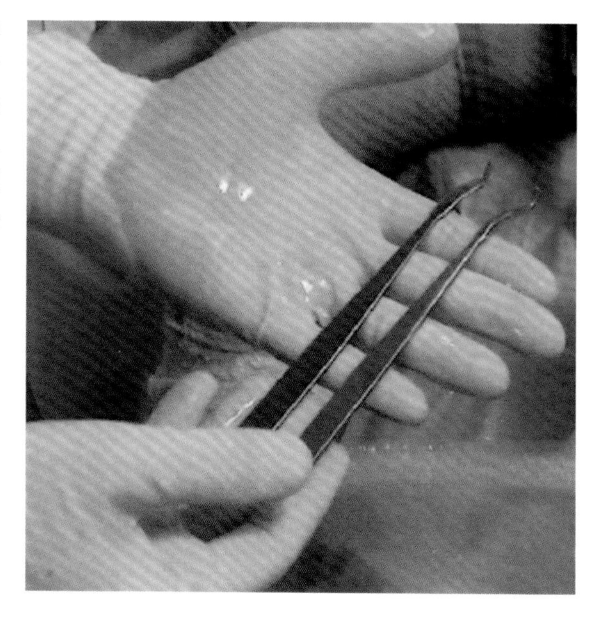

图 1.6　迷你 Hoffman 牵开器的后端可被用作关节内的牵开器，这有助于关节内的可视化。它们可以一起使用，从一侧穿过到另一侧。（Copyright Dr Gregory Bain）

（柳海峰　陆　伟　译）

参考文献

1. Burman S (1932) Arthroscopy of the elbow joint: a cadaver study. J Bone Joint Surg Am 14:349–350
2. Andrews JR, Carson WG (1985) Arthroscopy of the elbow. Arthroscopy 1(2):97–107
3. Morrey BF (1986) Arthrosocpy of the elbow. Instr Course Lect 35:102–107
4. Poehling GG, Whipple TL, Sisco L, Goldman B (1989) Elbow arthroscopy: a new technique. Arthroscopy 5(3):222–224
5. Kelly EW, Morrey BF, O'Driscoll SW (2001) Complications of elbow arthroscopy. J Bone Joint Surg Am 83(1):25–34
6. O'Driscoll SW, Morrey BF (1992) Arthroscopy of the elbow: diagnostic and therapeutic benefits and hazards. J Bone Joint Surg Am 74(1):84–94
7. Dodson CC, Nho SJ, Williams RJ 3rd, Altchek DW (2008) Elbow arthroscopy. J Am Acad Orthop Surg 16(10):574–585
8. Steinmann S (2007) Elbow arthroscopy: where are we now? Arthroscopy 23(11):1231–1236
9. Miller CD, Jobe CM, Wright MH (1995) Neuroanatomy in elbow arthroscopy. J Shoulder Elbow Surg 4(3):168–174
10. Miller D, Gregory JJ, Hay SM (2008) Arthroscopy of the elbow. Current Orthop. 22:104–110
11. O'Driscoll SW, Morrey BF, An KN (1990) Intraarticular pressure and capacity of the elbow. Arthroscopy 6(2):100–103
12. Gallay SH, Richards RR, O'Driscoll SW (1993) Intraarticular capacity and compliance of stiff and normal elbows. Arthroscopy 9(1):9–13
13. Watts AC, Bain GI (2010) New techniques in elbow arthroscopy. In: Savoie FH, Field LD (eds) AANA advanced arthroscopy: the elbow and wrist. Saunders-Elsevier, Philadelphia, pp 124–131
14. Abboud JA, Ricchetti ET, Tjoumakaris F, Ramsey ML (2006) Elbow arthroscopy: basic setup and portal placement. J Am Acad Orthop Surg 14(5):312–318
15. Sahajpal DT, Bionna D, O'Driscoll SW (2010) Anteromedial elbow arthroscopy portals in patients with prior ulnar nerve transposition or subluxation. Arthroscopy 26(8):1045–1052
16. Dowdy PA, Bain GI, King GJ, Patterson SD (1995) The midline posterior elbow incision. An anatomical appraisal. J Bone Joint Surg Br 77(5):696–699
17. Moskal MJ, Savoie FH 3rd, Field LD (1999) Elbow arthroscopy in trauma and reconstruction. Orthop Clin North Am 30(1):163–177
18. O'Holleran JD, Altchek DW (2006) Elbow arthroscopy: treatment of the thrower's elbow. Instr Course Lect 55:95–107
19. Field LD, Altchek DW, Warren RF, O'Brien SJ, Skyhar MJ, Wickiewicz TL (1994) Arthroscopic anatomy of the lateral elbow: a comparison of three portals. Arthroscopy 10(6):602–607
20. Stothers K, Day B, Regan WR (1995) Arthroscopy of the elbow: anatomy, portal sites, and a description of the proximal lateral portal. Arthroscopy 11(4):449–457
21. Unlu MC, Kesmezacar H, Akgun I, Ogut T, Uzun I (2006) Anatomic relationship between elbow arthroscopy portals and neurovascular structures in different elbow and forearm positions. J Shoulder Elbow Surg 15(4):457–462
22. Lynch GJ, Meyers JF, Whipple TL, Caspari RB (1986) Neurovascular anatomy and elbow arthroscopy: inherent risks. Arthroscopy 2(3):190–197
23. Steinmann SP, King GJ, Savoie FH 3rd (2006) Arthroscopic treatment of the arthritic elbow. Instr Course Lect 55:109–117

第 2 章 关节镜技术

Christian N. Anderson, Marc R. Safran

2.1 麻醉

肘关节镜手术可采用区域麻醉或全身麻醉，两者各有其优缺点。臂丛神经阻滞麻醉是最常采用的区域麻醉，其优点主要是术后镇痛效果好，可减少麻醉药品的使用。另外，与全身麻醉相比，区域麻醉并发症相对较低。区域阻滞麻醉最大的缺点是术后难以精确评估手术肢体的神经功能。患者在术中可能因手术操作或体位的原因而出现不适感，从而导致可能需要改为全身麻醉。臂丛神经阻滞麻醉总的并发症发生率大约为 1.1%[3]。发生率相对较低，严重的致残性并发症包括中枢神经系统、呼吸系统、心血管系统病变以及永久性的神经缺损[3]。Bier 静脉阻滞麻醉也可用于肘关节镜的区域麻醉，但其效果并不令人满意，因为止血带压力会使患者出现明显不适。另外，如果静脉麻醉后止血带突然放气，有可能会发生系统毒性反应。

许多外科医生喜欢使用全身麻醉，因为患者舒适度较高，而且肌肉能够完全放松，可减少患者术中移动，同时可避免区域麻醉的并发症。

C. N. Anderson · M. R. Safran (✉)
Stanford University, 450 Broadway Street, M/C 6342, Redwood City, CA 94063, USA
e-mail: msafran@stanford.edu; lockshin@stanford.edu

L. A. Pederzini (ed.), *Elbow Arthroscopy*,
DOI: 10.1007/978-3-642-38103-4_2, © ISAKOS 2013

全身麻醉的缺点是术后恢复时间较长，术后早期患者疼痛可能更加明显。

2.2 体位

肘关节镜手术可根据医生的需要和病变部位选择仰卧位、侧卧位或者俯卧位。摆放体位时应遵循以下重要原则：所有骨性凸出部位应当垫好，手术医生应该可以方便操作整个肘关节区域。肘关节屈伸活动不应受限，以便安全建立入路、完整评估关节内结构以及最大限度牵拉关节囊[7]。使用无菌止血带后，关节镜能够更方便进入关节内并获得清晰的视野，从而使手术操作安全有效。

2.2.1 仰卧位

仰卧位最早由 Andrews 和 Carson 在 1985 年提出[2]。患者采用仰卧位时，肩关节外展 90°，置于手术台边缘，同时肘关节屈曲 90°。前臂采用预制的腕部套管或指套进行固定，并采用滑轮系统进行关节牵引（图 2.1）。仰卧位有很多优点。首先，相对于手术医生，肘关节处于正常的解剖位置。其次，体位摆放相对快速，麻醉师可直接管理患者气道。而且，如果需要转为开放手术，可以迅速放松牵引并将手臂放置于操作台上。仰卧位的缺点是关节镜进行后间室操作较为困难，同时后方操作的解剖定位也更具挑战。另外，牵引装置可能导致无菌区域受到污染，增加手术费用，在置入操作器械时前臂稳定性不足，从而需要助手握持前臂。

2.2.2 侧卧位

侧卧位首先由 O’Driscoll 和 Morrey 提出[6]。与仰卧位相比，采用这一体位可增加前臂稳定性，能够方便地进入关节内，肘关节活动也不受限制。另外，麻醉师也能够方便地评估患者气道情况。在摆放这一体位时，患者侧卧于手术台上，手术侧肢体置于上方，躯干 / 骨盆用沙袋或骨盆架固定。腋下垫枕，同时身体用带子牢固固定。手术侧肢体用带有垫子的托架撑起，肩关节屈曲内旋 90°，肘关节屈曲 90°（图 2.2）。支架应置于肘窝近侧，同时高度应足够，避免压迫前方神经血管结构，并能够最大程度牵拉关节囊，以确保肘关节活动不受限。对侧肩关节及

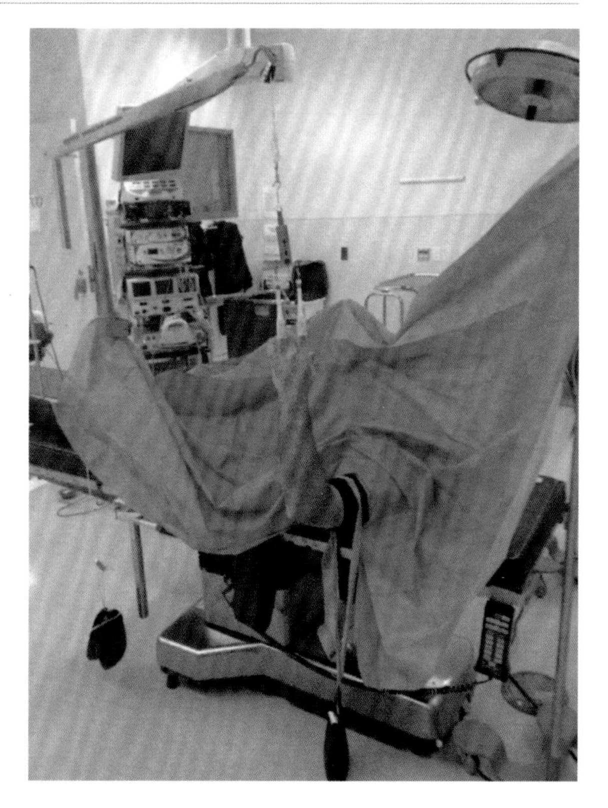

图 2.1 仰卧位。利用手指套将手臂向上吊起的牵引装置。同时上臂有牵引装置可以提供额外的关节牵引。

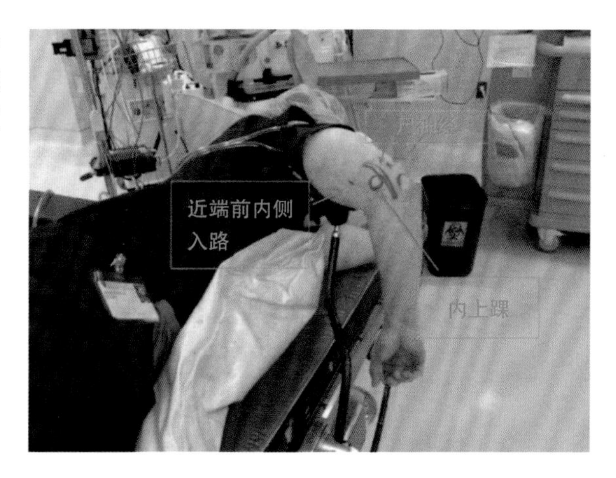

图 2.2 侧卧位。患者身体用沙袋固定，手术侧肢体置于一个带有垫子的支架上。

肘部应置于平板上，并维持屈曲位置，以免影响手术侧肘关节的屈伸。采用这一体位时，肘关节鹰嘴位于上方，与膝关节镜手术时膝关节的位置相似，膝关节镜手术医生对这一体位较为熟悉。采用这一体位的缺点主要是进入前间室或改为开放手术时可能需要重新摆放体位。

2.2.3 俯卧位

自从 Poehling 等[8]在 1989 年提出俯卧位之后，这一体位逐渐被广大医生接受。全身麻醉成功后，患者改为俯卧位，头部位于手术台边缘，胸部垫枕。手术侧肩关节外展 90°，上臂用平板或支架固定，肘关节屈曲，利用重力作用进行牵引（图 2.3）。肘关节应能够自由屈伸，活动

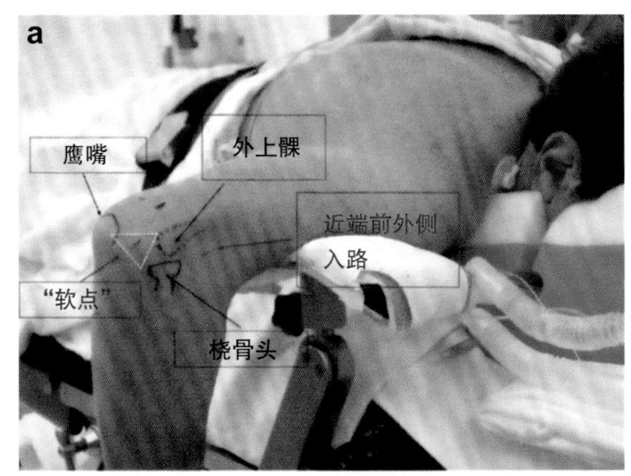

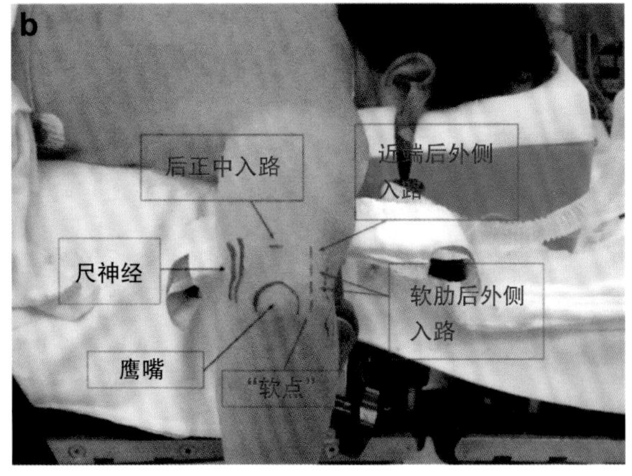

图 2.3 俯卧位。患者身体下方垫一垫子，同时手术肢体放置在支架上。（a）“软点”和近端前外侧入路图示。（b）后正中、近端后外侧、辅助后外侧以及“软点”入路图示。

不受限制。俯卧位的优缺点与侧卧位相似；但是，患者体位摆放可能更加麻烦，麻醉师评估气道也受到限制。

2.3 设备与仪器

常规的设备包括关节镜吊臂塔、水泵以及刨削动力系统，通常放置在手术医生及手术侧肢体的操作台对面（图 2.4）。患者体位摆置好后，手术侧肢体用氯已定消毒剂进行皮肤消毒，并留有足够位置放置无菌止血带(图 2.5)。手及前臂包裹弹性绷带，以尽可能减少液体渗入至软组织。

标准的肩关节和膝关节镜器械可用于肘关节镜手术。4mm 30° 镜头最为常用，能够提供充分的视野和足够的水流。如果采用标准的关节镜仍然视野不足或者患者体格较小，可考虑选择 4mm 70° 镜头或 2.7mm 的关节镜。最好选择可调换的鞘管系统，从而在更换观察入路或关节镜头时减少组织损伤以及液体外渗。由于关节内病变与关节囊距离较近，

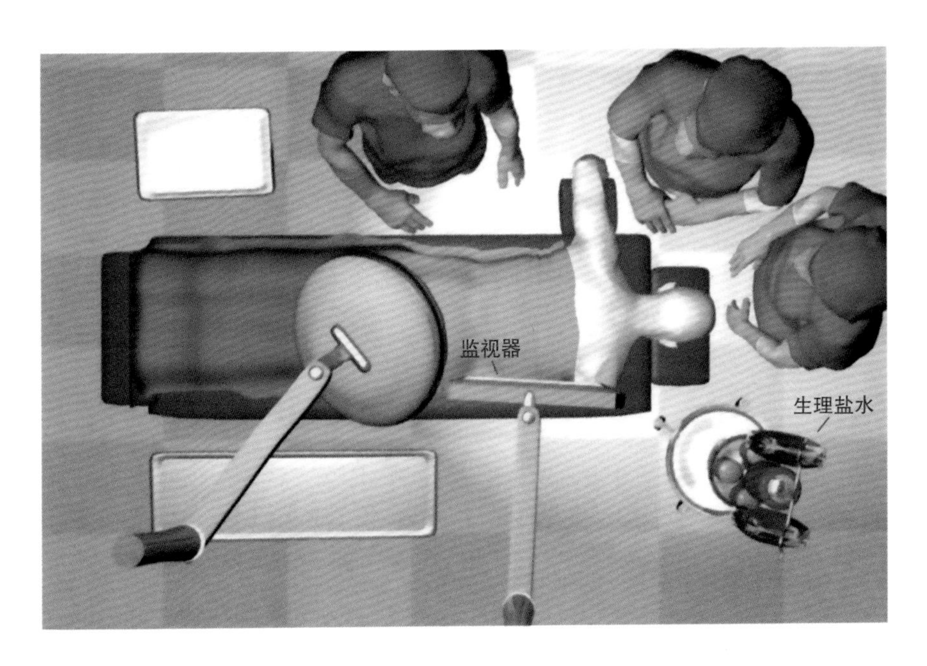

图 2.4 常规手术室设置。

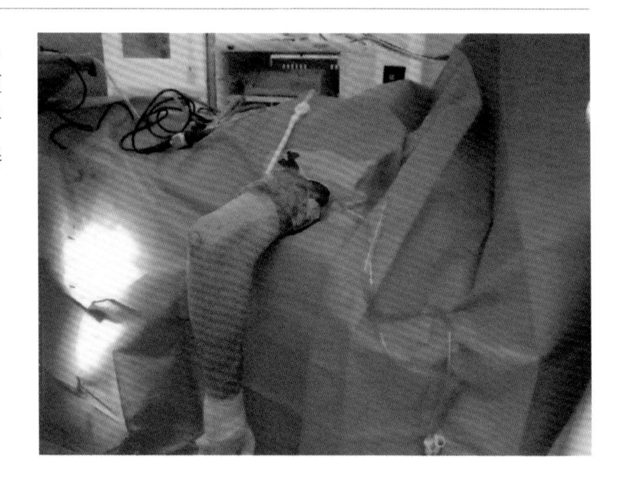

图2.5 手术肢体的准备，消毒范围尽量高，从而使放置无菌止血带时不会干扰入路建立和置入手术器械。

鞘管最好是不开侧孔的，以防止因关节镜镜头位于关节囊边缘导致液体外渗。术中使用低压水泵或重力灌注来充盈关节囊。如果使用机械性水泵，压力应维持在 30mmHg 以下，以防止关节囊破损[7]。其他所需的器械包括标准的机械刨削器、交换棒、钝性穿刺锥、探针、抓钳以及篮钳、直蚊式钳、18 号腰穿针以及 30mL 注射器。另外，在进行不同的手术时，需要不同的特殊器械。

2.4 诊断性关节镜

在手术开始前，使用记号笔标记出骨性解剖点（内外上髁、尺骨鹰嘴顶部以及桡骨小头）、关节镜入路以及尺神经位置。在肘关节伸直和屈曲时可触及尺神经，如果发现半脱位，在做内侧入路时应注意保护尺神经。对于经验较少的医生，记住在关节镜视野内桡骨小头永远位于肘关节头侧，可以帮助确定方向。

在止血带充气至 250mmHg 后，关节内注射 25mL 生理盐水以充盈关节囊[7]，并使血管神经离开关节腔[5]。随后在尺骨鹰嘴顶部、桡骨小头以及肱骨外上髁之间的“软点”处进行穿刺（图 2.3）。生理盐水进入关节内的表现是关节囊充盈时前臂轻度伸直和旋前。另外，拔下注射器时液体会从针头回流，也能证实生理盐水进入关节内。在生理盐水进入关节内后，可采用系统方式建立关节镜入路。做前方入路时，屈曲肘关节以放松前方神经血管结构，可降低神经血管损伤的风险[5]。所有切口只应切开皮肤，随后用钝性穿刺锥或直蚊式钳进行分离，以避免损伤皮神经。

肘关节可分为三个独立的间室进行探查：前间室、后间室以及后外侧间室。在诊断性关节镜时，每个间室均需进行检查。最先建立哪个入路目前仍存在争议，这与医生的手术经验、病变位置以及入路相对于神经血管结构的位置有关。有经验的医生喜欢最先建立近端前内侧入路，之后建立近端前外侧入路。在建立上述两个入路并探查了前间室后，使用近端后外侧及后内侧入路探查后间室。如果有必要，可建立直接外侧入路（软点）。

2.4.1 前间室

我们先选择近端前内侧入路来探查前方关节间室，是因为有尸体研究发现这一入路相对于其他入路来说离重要神经血管结构更远[4, 11]。这一起始入路位于肱骨内髁近端以及肌间隔前方 2cm 处，通常可触摸到（图 2.2）[8]。在做好皮肤切口后，在股骨干远端前方置入钝性穿刺锥及关节镜鞘管。穿刺锥朝向关节面腹侧中点穿过关节囊，进入关节内的标志是取出穿刺锥后有液体从鞘管内回流。如果患者既往有尺神经移位或肘关节内侧手术史，在置入鞘管前应确定神经位置。如果无法确定神经位置，应当做一个 2~3cm 的皮肤切口，并采用钝性分离的方式穿入关节囊，以保证入路建立的安全性[10]。

在建立入路并取出穿刺锥后，将关节镜置入前间室，进行系统检查。桡骨小头是重要的解剖标志，同时可旋前、旋后前臂以活动肘关节，并观察关节面情况。环状韧带位于桡骨颈部，可同时进行探查。关节镜头接着转向前上方以观察肱骨小头及桡骨窝（图 2.6a）。可进一步观察外侧沟、外侧关节囊以及指伸肌腱在肱骨外上髁的止点。关节镜头朝内侧可继续观察关节囊前部，随后检查近端桡尺关节、尺骨冠状突、冠状窝以及尺骨滑车（图 2.6b）。

检查完前间室后，可建立近端前外侧入路，该入路位于肱骨外上髁近端 2cm 和前方 1cm 处（图 2.3a）[11]。该入路可采用“由外向内”的方法建立。可在该部位插入：一枚 18 号腰穿针，针头方向朝向关节中心。一旦针头正确定位，可做皮肤切口，并采用直蚊式钳或钝性穿刺锥进行

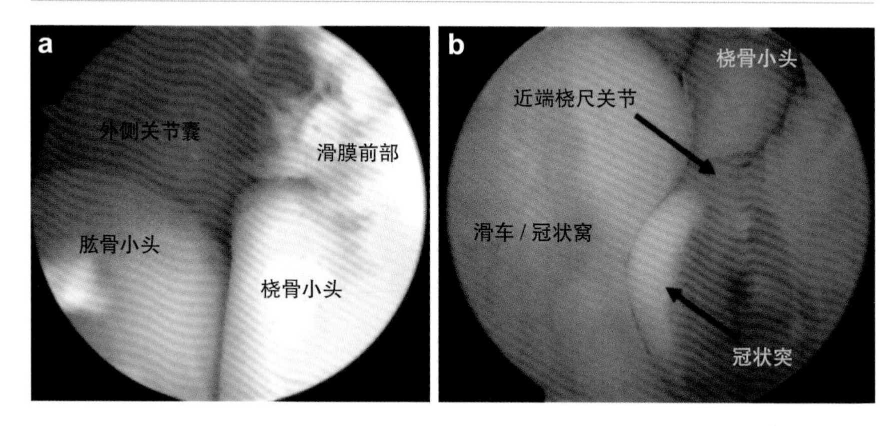

图 2.6 自近端前内侧入路观察关节内前外侧（a）和前方（b）解剖结构。

钝性分离，穿过肱桡肌进入肘关节前间室。当近端前内侧入路作为观察入路时，近端外侧入路可作为操作入路，同时还可作为观察入路检查关节腹侧及内侧部分。可观察到的解剖标记与从内侧入路观察到的相同。近端前外侧入路能更加清楚地观察到内侧关节囊及内侧副韧带前束，但是在观察肱桡关节和内侧肱尺关节时视野不佳[1]。需要注意的是，前外侧入路靠近桡神经，特别是骨间后神经。外侧入路越靠近近端，离桡神经越远，手术安全性越高。

通过近端前内侧和近端前外侧入路对肘关节前间室的操作，包括尺侧副韧带损伤的诊断、腹侧游离体的清除及骨赘切除、类风湿关节炎或滑膜增生性疾病的滑膜切除、骨软骨损伤的清理和微骨折术、关节粘连时行关节囊松解术、关节镜辅助下桡骨小头骨折内固定、桡骨小头切除，以及肱骨外上髁桡侧腕短伸肌止点清理术。腹侧游离体往往隐藏于桡尺关节近端。

2.4.2 后间室

完成前间室的关节镜操作后，我们常规进行后间室的关节镜操作。建立后方中间“穿三头肌腱”入路有助于检查后间室近端部分。可在尺骨鹰嘴顶部近侧 3cm 处，与 Langer 线平行处做一个水平切口（图 2.3b）。一旦做好皮肤切口，刀片旋转 90°，并沿与三头肌腱纤维平行的方向刺穿三头肌腱。肘关节屈曲 30°~45°，朝向尺骨鹰嘴窝的方向置入钝性穿刺锥 / 鞘管，直至穿破关节囊。接着，可在三头肌腱外侧缘建立近端后外侧入路（图 2.3b）[2]。在建立皮肤切口后，朝向尺骨鹰嘴窝的方向置入钝性穿刺锥及鞘管。如果开始进入鹰嘴窝后视野不清楚，可使用电动刨削器通过穿三头肌腱入路切除阻挡视野的软组织。如果器械位于鹰嘴窝，该操作是安全的。

这两个入路可观察后方滑车、尺骨鹰嘴顶部、尺骨鹰嘴窝以及外侧和内侧沟 / 关节囊（图 2.7）。尺神经位于关节囊浅层和尺侧副韧带后

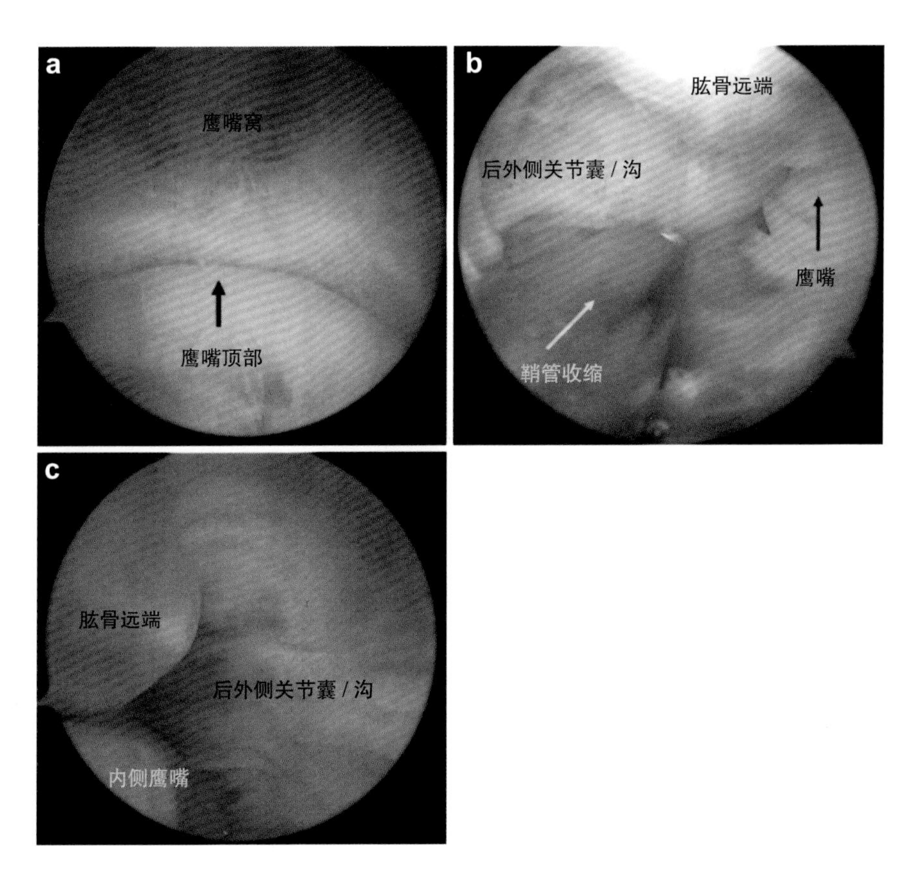

图 2.7 自后方中间入路观察肘关节内后方结构。自中间（a）、外侧（b）、内侧（c）使用 30° 镜观察。

束的后方，尺侧副韧带后束位于内侧沟。因此，在这一区域进行清理时应当注意，以免损伤神经[8]。

近端后外侧和穿三头肌腱入路可分别作为观察入路和操作入路来处理不同的疾病，包括取出游离体、骨赘切除、后方关节滑膜切除、关节粘连松解以及骨软骨损伤及剥脱性骨软骨炎的清理。

对于后外侧滑膜皱襞或肱骨小头剥脱性骨软骨炎，可建立直接外侧入路（软点）以获得更佳的视野（图 2.3）。从这一入路可清楚观察到肱桡关节后部、桡骨小头以及肱骨小头背侧。另外，可以通过旋前和旋后前臂来确定桡骨小头的位置。关节镜随后转向内侧，以评估桡尺关节后部、肱尺关节以及鹰嘴顶部。可将钝性穿刺锥或交换棒从后方入路置入尺骨和肱骨远端之间并撑开关节，以获得更好的视野[9]。可在直接外侧入路上方建立与之平行的辅助后外侧入路，以治疗肱骨小头剥脱性骨软骨炎及清除游离体（图 2.3b）。在处理后外侧间室病变时，也可使用 2.7mm 直径的关节镜以减少器械碰撞。

联合使用前面提到的前方入路和后方入路，可观察到 90% 的肱桡关节和 75% 的肱骨关节面病变[1]。如果不撑开关节，仅可以看到 25% 的尺侧关节面，但使用钝性器械撑开关节之后，能观察到超过一半的肱尺关节面。

当关节镜操作结束后，有些医生喜欢在肘关节内注射局部麻醉药物，以减轻术后疼痛；但也有些医生不喜欢注射局部麻醉药物，以便于在复苏室即可检查神经血管情况。手术结束后，伤口处覆盖厚敷料 2~4 天，如无制动要求，之后可行早期关节活动度锻炼。

2.5 小结

虽然存在技术要求，但肘关节镜目前已能够有效地诊断和治疗许多肘关节疾病。掌握关节镜解剖知识、建立系统检查方案、体位和入路选择以及诊断性关节镜是手术成功和避免并发症发生的重要条件。

（李宏云　华英汇 译）

参考文献

1. Adolfsson L (1994) Arthroscopy of the elbow joint: a cadaveric study of portal placement. J Shoulder Elbow Surg 3:53–61
2. Andrews JR, Carson WG (1985) Arthroscopy of the elbow. Arthroscopy 1:97–107
3. Lenters TR, Davies J, Matsen III FA (2007) The types and severity of complications associated with interscalene brachial plexus block anesthesia: local and national evidence. J Shoulder Elbow Surg 16:379–387
4. Lindenfeld TN (1990) Medial approach in elbow arthroscopy. Am J Sports Med 18:413–417
5. Lynch GJ, Meyers JF, Whipple TL, Caspari RB (1986) Neurovascular anatomy and elbow arthroscopy: inherent risks. Arthroscopy 2:190–197
6. O'Driscoll SW, Morrey BF (1992) Arthroscopy of the elbow. Diagnostic and therapeutic benefits and hazards. J Bone Joint Surg (Am) 74:84–94
7. O'Driscoll SW, Morrey BF, An KN (1990) Intraarticular pressure and capacity of the elbow. Arthroscopy 6:100–103
8. Poehling GG, Whipple TL, Sisco L, Goldman B (1989) Elbow arthroscopy: a new technique. Arthroscopy 5:222–224
9. Selby RM, O'brien SJ, Kelly AM, Drakos M (2002) The joint jack. Arthroscopy 18:440–445
10. Steinmann SP (2007) Elbow arthroscopy: where are we now? Arthroscopy 23:1231–1236
11. Stothers K, Day B, Regan WR (1995) Arthroscopy of the elbow: anatomy, portal sites, and a description of the proximal lateral portal. Arthroscopy 11:449–457

第 3 章 肘关节剥脱性骨软骨炎与关节游离体

Kevin E. Coates, Gary G. Poehling

3.1 引言

剥脱性骨软骨炎（ostochondritis dissecans, OCD）病变是指以区域性的关节面骨软骨与深层骨组织分离为特点的一种疾病[1]。肘关节剥脱性骨软骨炎通常发生在优势上肢的肱骨小头。这种损伤多见于青少年棒球运动员与体操运动员，可能与此类项目中反复的过头动作及上肢承重有关[2–5]。

肘关节剥脱性骨软骨炎最常见的部位是肱骨小头，多位于其正中或前外侧。软骨下骨的反复微小创伤导致该部位的微骨折和循环受累被认为是该病变的病理机制。血供减少会进一步导致软骨从软骨下骨上分离及游离体形成。可能因为滋养血管数目少，血供不足，肱骨小头是肘关节剥脱性骨软骨炎病变最常见部位[1]。

K. E. Coates (✉) · G. G. Poehling
Department of Orthopaedic Surgery, Wake Forest Baptist Medical Center,
Winston-Salem, NC, USA
e-mail: kcoates@wakehealth.edu

G. G. Poehling
e-mail: poehling@wakehealth.edu

L. A. Pederzini (ed.), *Elbow Arthroscopy*,
DOI: 10.1007/978-3-642-38103-4_3, © ISAKOS 2013

3.2 诊断

肱骨小头剥脱性骨软骨炎典型的发病人群是 10~15 岁的青少年。隐匿出现的疼痛是其典型表现。患者通常主诉肘关节外侧疼痛、肿胀和压痛。最常遇见的病例是症状出现在优势上肢的男性棒球投手，体操运动员也多有发生。患者可表现为肘关节完全伸直受限，病程后期会出现关节交锁 [5]。

体征可能包括肘关节活动度下降、压痛及肱桡关节压迫试验阳性。该试验在肘关节处于完全伸直位时通过在前臂内外旋的同时施加一个轴向压力来完成，如果出现关节交锁则考虑为剥脱性骨软骨炎 [6]。

应当注意区分肱骨头剥脱性骨软骨炎与骨软骨病（Panner 病），因为两者经常表现为相似的临床症状。骨软骨病见于 7~12 岁患者并呈自限性。骨软骨病的治疗措施是观察和休息，大部分患者的 X 线片一年之内即显示肱骨小头再钙化，从而达到完全康复 [7-9]。

由于剥脱性骨软骨炎病变的自然进展是产生松动碎片，所以应该区分碎片稳定与否。重要的是，稳定碎片通过非手术治疗可能愈合，而不稳定碎片则需要手术治疗来处理 [2]。提示稳定病变的患者因素包括骨未成熟、肘关节活动度接近正常及软骨下骨变扁平 [3，9-11]。

3.3 影像学诊断

影像学诊断首选的是 X 线片。然而，在病变的早期阶段 X 线片可能是正常的，或者仅显示微小的改变。图 3.1 是一名肱骨小头剥脱性骨软骨炎患者的侧位 X 线片，其显示的局限性改变可用来与肱骨小头骨软骨病 X 线片上的全局性改变（图 3.2）相鉴别。图 3.3 是同一例肱骨小头骨软骨病一年后随访的 X 线片，显示其肱骨小头已正常钙化，从而达到完全恢复。

计算机断层扫描（computed tomography, CT）可用来评估游离体是否存在。常规的二维 CT 扫描与三维 CT 扫描均可用来显示游离体的存在。

然而对于 X 线片显示正常的患者，早期发现此病变的影像学方法是 MRI。MRI 可以评估软骨表面情况并帮助鉴别稳定与不稳定病变。最

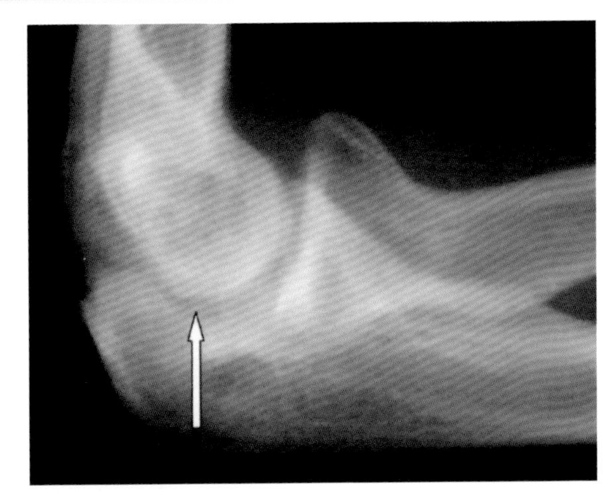

图 3.1 X 线侧位片显示肱骨小头剥脱性骨软骨炎。注意白色箭头尖端上方不规则的骨软骨面。白色箭头稍前方就是游离体。

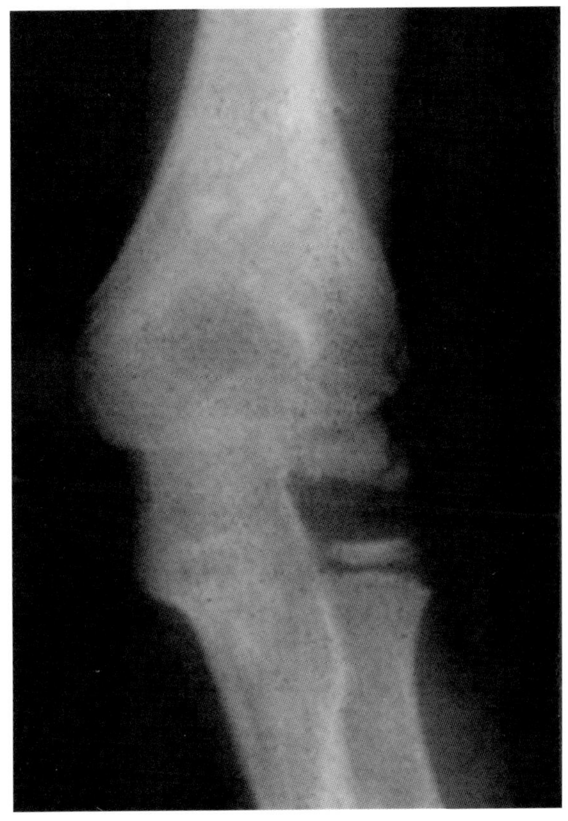

图 3.2 X 线正位片显示肱骨小头骨软骨病。

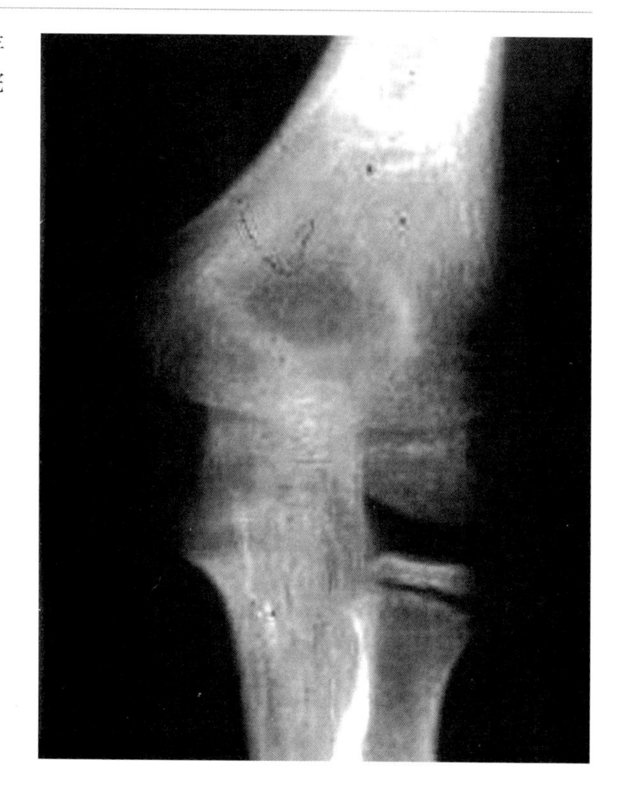

图 3.3　同一肘关节一年后正位 X 线片，显示完全恢复。

近两项研究报道，MRI 对发现该病变具有高敏感性。使用 De Smet 等、Dipaola 等和 Kijowski 等的分期标准，报道的灵敏度为 84%~100%。然而，该标准的特异性很低，仅为 44%[12–15]。

3.4 治疗

对于稳定的早期阶段肘关节剥脱性骨软骨炎，治疗措施是停止反复的肘关节受压并进行观察。如果病变在 3~6 个月内仍未好转，则考虑行手术治疗 [2]。

不稳定病变、非手术治疗失败病例、游离体等病变应选择手术治疗。即使没有游离体形成，不稳定病变也有症状持续的趋势，因此建议行手术治疗。

最近发表的一项研究提出了另一个决定是否手术的评价标准。Shi 等的研究建议，病变不应仅分为稳定型与不稳定型，还应该分为可控病变与不可控病变。他们发现不可控病变术前、术后关节屈曲挛缩发生率及关节积液发生率更高[16]。

3.5 手术

关节镜治疗肘关节剥脱性骨软骨炎已被证实良好：患者满意度高且无进一步的活动度丧失[9]。我们推荐继续将关节镜治疗作为首选治疗方案，将切开手术治疗作为关节镜治疗失败的备选方案。

用固定袋将患者置于侧卧位，患侧用调整后的上肢固定架固定，如图 3.4 所示。术中不需使用止血带，使用一个有压力监控的关节镜泵来做关节灌注。主要的工作入路是近端内侧入路和前外侧入路。还要使用电动刨刀和游离体抓钳。

先做近端内侧入路，然后将关节镜插入关节。在距离肱骨内上髁

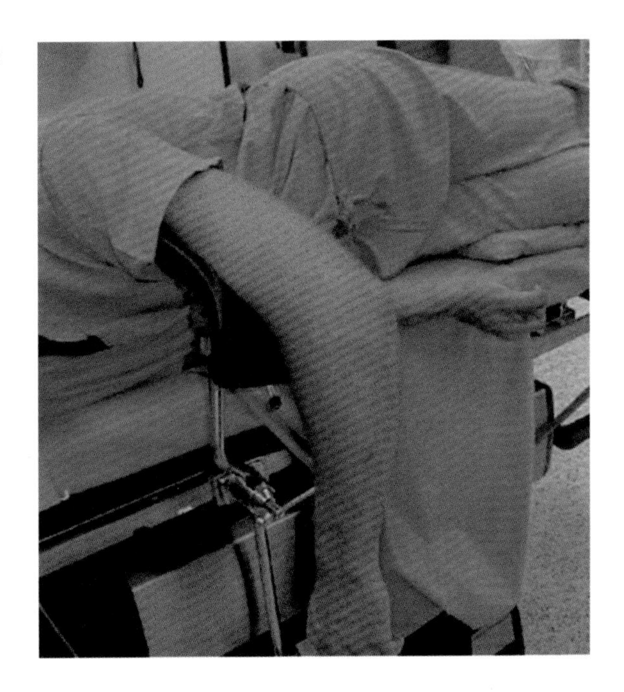

图 3.4 肘关节镜手术患者体位。

2cm 处、内侧肌间隔正前方做切口，这样可以保护尺神经。插入镜鞘时应紧贴肱骨前面，这样可避免损伤正中神经和肱动脉[17]。近端内侧入路的解剖结构如图 3.5 所示。

使用由内向外技术建立前外侧入路。关节镜于近端内侧入路做关节前方的诊断性检查。一旦确诊关节前部的病变，手术器械即可从前外侧入路进入，清除病变组织并取出所见的游离体。

为处理病变，可能需要做直接外侧入路或辅助入路。直接外侧入路位于肱骨外上髁、桡骨头与尺骨鹰嘴尖端连线构成的三角形中心。辅助入路位置取决于要处理的病变位置，可用一根探针在肘后外侧进行定位。

处理完关节前部病变后，将关节镜置入后外侧入路，观察鹰嘴窝和关节后侧其他结构，并取出游离体。

另一个有助于清楚观察的简单有效的方法是换成 70° 关节镜。使用

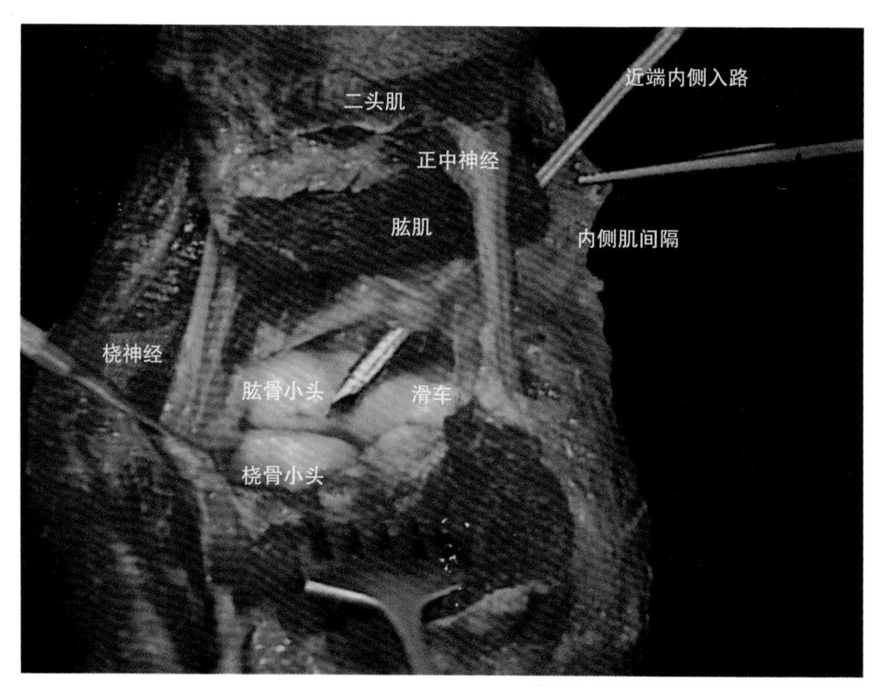

图 3.5 由 Poehling 等[17] 描述的近端内侧入路解剖结构。注意肱肌可保护正中神经和桡神经。

70° 关节镜的优点是可以完整地观察冠状窝及关节前部潜在的游离体。同时还可以从后方完整地观察后外侧沟、后内侧沟以及鹰嘴窝和肱桡关节[18]。

Baumgarten 等提出一套分级系统以利于肘关节镜术中决策。评分系统见表 3.1。其中 1 级损伤建议观察或行病变部位钻孔；2 级损伤建议清除病变软骨直到健康骨组织；3 级损伤建议松解骨软骨碎片造成 4 级损伤，然后再行切除；5 级损伤应尽量寻找游离体。所有伴有骨外露的病变都需做软骨打磨成形术。短期随访显示效果良好[11]。

术后处理包括屈曲 90° 支具固定 2~3 天，随后可在疼痛耐受范围内活动关节。支具去除后即可开始积极的被动活动物理治疗，患者在感觉舒适后即可恢复日常生活。

表 3.1 Baumgarten 等[11]建议的分级系统

1 级	光滑但柔软的球形关节软骨
2 级	关节软骨出现纤维化或皲裂
3 级	骨组织暴露伴固定的骨软骨碎片
4 级	松动但无移位的骨软骨碎片
5 级	骨软骨碎片移位形成游离体

3.6 并发症

肘关节镜手术最令人担忧的并发症是神经血管损伤。神经损伤可以发生在桡神经、骨间后侧神经、尺神经。桡神经麻痹通常是一过性的，与前外侧入路液体外渗有关[19]。甚至还有正中神经和尺神经完全离断的报道[20]。使用上文描述的入路可以降低神经损伤的风险。

其他与肘关节镜手术相关的风险包括感染、关节腔持续渗液、关节软骨损伤[6, 19]。

3.7 结果

肘关节剥脱性骨软骨炎治疗效果多样。虽然大部分研究报道短期疗效良好，但很少有关于其长期疗效的报道[9-11，21-26]。有报道显示关节镜下清理、钻孔、微骨折、骨软骨碎片固定等术式能使患者恢复较好的运动水平[23]。这些技术都得益于关节镜的使用。肘关节狭小、病变的细小以及所有青少年患者是全关节镜手术的适应证。一项最新的研究显示术后运动恢复率很高，但其患者术后恢复的运动却不一定是受伤时所参与的运动[26]。

最近发表的一项研究，比较了微骨折术后短期临床疗效和MRI结果。临床随访时间平均为42个月，影像学检查随访时间平均为27个月。所有患者均能恢复某种形式的运动，同时所有患者都有一些MRI证据表明其病变区域有软骨覆盖[27]。

自体骨软骨移植术也显示可获得良好的术后运动恢复率[23，28，29]。自体骨软骨移植术的优点是：它是唯一一种可以在软骨缺损区域再生透明软骨的技术。缺点是：要牺牲供区，同时需要大的切口暴露病变部位。对于肘关节的小病变，这个问题变得更加明显。

（吴 冰 陆 伟 译）

参考文献

1. Kusumi T, Ishibashi Y, Tsuda E, Kusumi A, Tanaka M, Sato F, Toh S, Kijima H (2006) Osteochondritis dissecans of the elbow: histopathological assessment of the articular cartilage and subchondral bone with emphasis on their damage and repair. Pathol Int 56(10):604–612. doi:10.1111/j.1440-1827.2006.02015.x
2. Mihara K, Tsutsui H, Nishinaka N, Yamaguchi K (2009) Nonoperative treatment for osteochondritis dissecans of the capitellum. Am J Sports Med 37(2):298–304. doi: 10.1177/0363546508324970
3. Takahara M, Mura N, Sasaki J, Harada M, Ogino T (2008) Classification, treatment, and outcome of osteochondritis dissecans of the humeral capitellum. Surgical technique. J Bone Joint Surg Am 90 Suppl 2 Pt 1:47–62. doi:10.2106/JBJS.G.01135
4. Takahara M, Ogino T, Fukushima S, Tsuchida H, Kaneda K (1999) Nonoperative treatment of osteochondritis dissecans of the humeral capitellum. Am J Sports Med 27(6):728–732
5. van den Ende KI, McIntosh AL, Adams JE, Steinmann SP (2011) Osteochondritis dissecans of the capitellum: a review of the literature and a distal ulnar portal. Arthroscopy: J Arthrosc Relat Surg: Official Publ Arthroscopy Assoc North Am Int Arthrosc Assoc 27(1):122–128. doi:10.1016/j.arthro.2010.08.008
6. Dodson CC, Nho SJ, Williams RJ 3rd, Altchek DW (2008) Elbow arthroscopy. J Am Acad Orthop Surg 16(10):574–585

7. Panner HJ (1929) A peculiar affection of the capitulum humeri, resembling calve-perthes disease of the hip. Acta Radiol 10(3):234–242
8. Pappas AM (1981) Osteochondrosis dissecans. Clin Orthop Relat Res 158:59–69
9. Ruch DS, Cory JW, Poehling GG (1998) The arthroscopic management of osteochondritis dissecans of the adolescent elbow. Arthroscopy: J Arthrosc Relat Surg: Official Publ Arthroscopy Assoc North Am Int Arthrosc Assoc 14(8):797–803
10. Baker CL 3rd, Romeo AA, Baker CL Jr (2010) Osteochondritis dissecans of the capitellum. Am J Sports Med 38(9):1917–1928. doi:10.1177/0363546509354969
11. Baumgarten TE, Andrews JR, Satterwhite YE (1998) The arthroscopic classification and treatment of osteochondritis dissecans of the capitellum. Am J Sports Med 26(4):520–523
12. De Smet AA, Ilahi OA, Graf BK (1996) Reassessment of the MR criteria for stability of osteochondritis dissecans in the knee and ankle. Skeletal Radiol 25(2):159–163
13. Dipaola JD, Nelson DW, Colville MR (1991) Characterizing osteochondral lesions by magnetic resonance imaging. Arthroscopy: J Arthrosc Relat Surg: Official Publ Arthroscopy Assoc North Am Int Arthrosc Assoc 7(1):101–104
14. Iwasaki N, Kamishima T, Kato H, Funakoshi T, Minami A (2012) A retrospective evaluation of magnetic resonance imaging effectiveness on capitellar osteochondritis dissecans among overhead athletes. Am J Sports Med 40(3):624–630. doi:10.1177/0363546511429258
15. Kijowski R, Blankenbaker DG, Shinki K, Fine JP, Graf BK, De Smet AA (2008) Juvenile versus adult osteochondritis dissecans of the knee: appropriate MR imaging criteria for instability. Radiology 248(2):571–578. doi:10.1148/radiol.2482071234
16. Shi LL, Bae DS, Kocher MS, Micheli LJ, Waters PM (2012) Contained versus uncontained lesions in juvenile elbow osteochondritis dissecans. J Pediatr Orthop 32(3):221–225. doi: 10.1097/BPO.0b013e31824afecf
17. Poehling GG, Whipple TL, Sisco L, Goldman B (1989) Elbow arthroscopy: a new technique. Arthroscopy: J Arthrosc Relat Surg: Official Publ Arthroscopy Assoc North Am Int Arthrosc Assoc 5(3):222–224
18. Bedi A, Dines J, Dines DM, Kelly BT, O'Brien SJ, Altchek DW, Allen AA (2010) Use of the 70° arthroscope for improved visualization with common arthroscopic procedures. Arthroscopy: J Arthrosc Relat Surg: Official Publ Arthroscopy Assoc North Am Int Arthrosc Assoc 26(12):1684–1696. doi:10.1016/j.arthro.2010.04.070
19. O'Driscoll SW, Morrey BF (1992) Arthroscopy of the elbow. Diagnostic and therapeutic benefits and hazards. J Bone Joint Surg Am 74 (1):84–94
20. Haapaniemi T, Berggren M, Adolfsson L (1999) Complete transection of the median and radial nerves during arthroscopic release of post-traumatic elbow contracture. Arthroscopy: J Arthrosc Relat Surg: Official Publ Arthroscopy Assoc North Am Int Arthrosc Assoc 15(7):784–787
21. Bauer M, Jonsson K, Josefsson PO, Linden B (1992) Osteochondritis dissecans of the elbow. A long-term follow-up study. Clin Orthop Relat Res 284:156–160
22. Bradley JP, Petrie RS (2001) Osteochondritis dissecans of the humeral capitellum. Diagnosis and treatment. Clin Sports Med 20(3):565–590
23. de Graaff F, Krijnen MR, Poolman RW, Willems WJ (2011) Arthroscopic surgery in athletes with osteochondritis dissecans of the elbow. Arthroscopy: J Arthrosc Relat Surg: Official Publ Arthroscopy Assoc North Am Int Arthrosc Assoc 27(7):986–993. doi: 10.1016/j.arthro.2011.01.002
24. Rahusen FT, Brinkman JM, Eygendaal D (2006) Results of arthroscopic debridement for osteochondritis dissecans of the elbow. Br J Sports Med 40(12):966–969. doi: 10.1136/bjsm.2006.030056

25. Schoch B, Wolf BR (2010) Osteochondritis dissecans of the capitellum: minimum 1-year follow-up after arthroscopic debridement. Arthroscopy: J Arthrosc Relat Surg: Official Publ Arthroscopy Assoc North Am Int Arthrosc Assoc 26(11):1469–1473. doi: 10.1016/j.arthro.2010.03.008
26. Tis JE, Edmonds EW, Bastrom T, Chambers HG (2012) Short-term results of arthroscopic treatment of osteochondritis dissecans in skeletally immature patients. J Pediatr Orthop 32(3):226–231. doi:10.1097/BPO.0b013e31824afeb8
27. Wulf CA, Stone RM, Giveans MR, Lervick GN (2012) Magnetic resonance imaging after arthroscopic microfracture of capitellar osteochondritis dissecans. Am J Sports Med. doi: 10.1177/0363546512458765
28. Iwasaki N, Kato H, Ishikawa J, Masuko T, Funakoshi T, Minami A (2009) Autologous osteochondral mosaicplasty for osteochondritis dissecans of the elbow in teenage athletes. J Bone Joint Surg Am 91(10):2359–2366. doi:10.2106/JBJS.H.01266
29. Yamamoto Y, Ishibashi Y, Tsuda E, Sato H, Toh S (2006) Osteochondral autograft transplantation for osteochondritis dissecans of the elbow in juvenile baseball players: minimum 2-year follow-up. Am J Sports Med 34(5):714–720. doi:10.1177/03635465 05282620

第 4 章 关节镜治疗外上髁炎

Champ L. Baker Jr, Champ L. Baker III

4.1 引言

对于患有外上髁炎或肘外侧疼痛的患者，如果症状持续存在，可以采取外科治疗。然而，任何一种外科治疗是否成功，取决于适当的患者选择、对其病理改变的辨析及完全切除肌腱变性组织。经过近 20 年的发展，关节镜手术已成为一种相对较成熟的技术。其中最重要的优点是，关节镜下由内向外技术可用于切除桡侧腕短伸肌起点的肌腱变性组织。因为关节囊紧贴桡侧腕短伸肌，一旦切除关节囊，就能很容易显露及处理肌腱的变性组织。关节镜技术的另一个优点是医生在术中可以处理同时存在的关节内病变，例如肱桡关节炎、滑膜炎，或经常出现的环状韧带增厚、肘部皱襞。这些关节内病变可以产生和上髁炎类似的症状，而开放手术由于缺乏对关节内病变的处理可能使医生忽略导致肘外侧疼痛的真实或附加原因。

已有的三篇文章有助于阐述关节镜手术技术及其安全性和可靠

C. L. Baker Jr (✉) · C. L. Baker III
The Hughston Clinic, 6262 Veterans Parkway, Columbus, GA 31909, USA
e-mail: cbaker@hughston.com

L. A. Pederzini (ed.), *Elbow Arthroscopy*,
DOI: 10.1007/978-3-642-38103-4_4, © ISAKOS 2013

性[1-3]。1999 年，Kuklo 等[1]对 10 具上肢尸体标本进行了解剖研究，以确定该术式的安全性。研究者在关节镜直视下显露伸肌腱并切除桡侧腕短伸肌肌腱。随后，他们进行了肘关节解剖以检查鞘管与桡神经、正中神经、尺神经、前臂外侧神经、前臂后侧神经、肱动脉、尺侧副韧带的距离，没有发现神经血管损伤。尺侧副韧带未出现不稳或者损伤，并且可以证实桡侧腕短伸肌已被切除。因此他们认为这是一种安全、可靠、可重复的手术技术。

2006 年，Cummins[2]报道在一组共 18 例患者中进行关节镜手术的临床结果。患者接受了关节镜下清理治疗慢性外上髁炎，术后再以传统开放手术进行了肉眼和组织学分析。他发现尽管不是所有患者的腱病组织均能得到完全切除，但其中 8 例患者在进行关节镜下清理后肉眼观察不存在残余腱病。10 例预后差的患者存在残余腱病的组织学证据。他们认为关节镜下清理和切除桡侧腕短伸肌是可行的，并能切除所有的病变组织，尽管并非所有患者均能达到完全切除。

2008 年，Cohen 等[3]在尸体标本上观察伸肌腱起点的解剖学关系和关节镜手术的意义，并总结如下：①肘关节囊必须切除；②桡侧腕短伸肌的骨性起点明确定位于肱骨髁上脊最远端的下方；③桡侧腕短伸肌肌腱起点的松解必须从肱骨小头顶端到肱桡关节中线处。在全部 10 具尸体标本，所有关节镜下松解都被安全并完整地完成。

上述三项研究形成的基本观点是：在正确的指导原则下，关节镜下切除桡侧腕短伸肌是一种安全、可重复的术式，镜下清除所有病变组织是可能的。

4.2 手术技术

肘关节镜手术中患者可采取仰卧、俯卧或侧卧位。俯卧位和侧卧位时的手术技术实际上是相同的。手术主要采用两个入路：近端内侧入路用于观察，近端外侧入路用于操作。肌腱回缩时还需做辅助上外侧入路。镜下确定桡侧腕短伸肌的病理解剖，并应用 Baker 等的分型法进行评估[4]，关节内改变可分为Ⅰ型损伤（关节囊完整）、Ⅱ型损伤（关节囊线性撕裂）、Ⅲ型损伤（关节囊完全撕裂）（图 4.1）。我们还同时检查了是否存在 Mullett 等[5]所描述的环状韧带增厚或滑膜皱襞。一旦

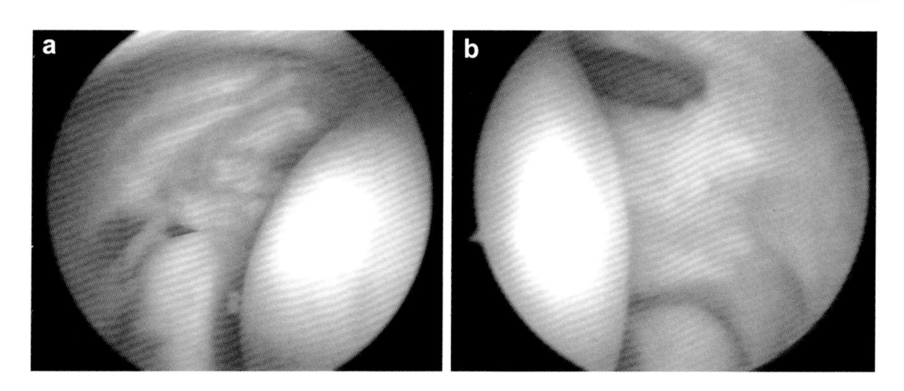

图 4.1 Ⅱ型损伤（a）右肘关节囊部分撕裂。Ⅲ型损伤（b）左肘关节囊完全撕裂。

确定病理解剖分型，即可开始手术。

患者行全身麻醉或神经阻滞麻醉，经术前准备后将肘关节悬吊，标记内上髁、外上髁、鹰嘴尖、桡骨头和尺神经（图 4.2）。由直接外侧入路注入大约 20mL 液体以扩张关节（图 4.3）。前方关节囊扩张后所有神经血管组织被推离关节，有助于保护其免于损伤。整个手术过程需上止血带。

用“切开 – 扩大”技术在内上髁近端 2cm 和肌间隔上方做近端内侧入路（图 4.4）。先做皮肤切口，以止血钳撑开筋膜，向关节中心方向插入关节镜鞘管。入路成功建立时，可有鞘管突破关节囊进入关节腔的突空感。当液体顺着鞘管流出时，可证明已进入关节腔内，随后插入关节镜。

首先检查肱桡关节以确定病理改变。采用由外向内技术插入针头来定位辅助近端前外侧入路，该入路位于外上髁近端约 2cm、前方 1cm 处（图 4.5）。首先用刨削器进行关节囊清理。如果有必要，还可以同时使用刨削器行滑膜切除术或滑膜皱襞切除术。我个人倾向于采用单极射频探头切除组织，因为它很灵活，并且可以折弯以贴合肘部轮廓。有时用手动器械和刨削器很难对肌腱进行处理，因此，尽管手动器械可以用来切除肌腱，我还是经常选择用射频探头来解决这个问题。

我采用 Lattermann 等 [6] 提出的四步法技术对桡侧腕短伸肌进行松解。该技术包括部分切除关节囊、切除桡侧腕长伸肌近端和后方的桡侧

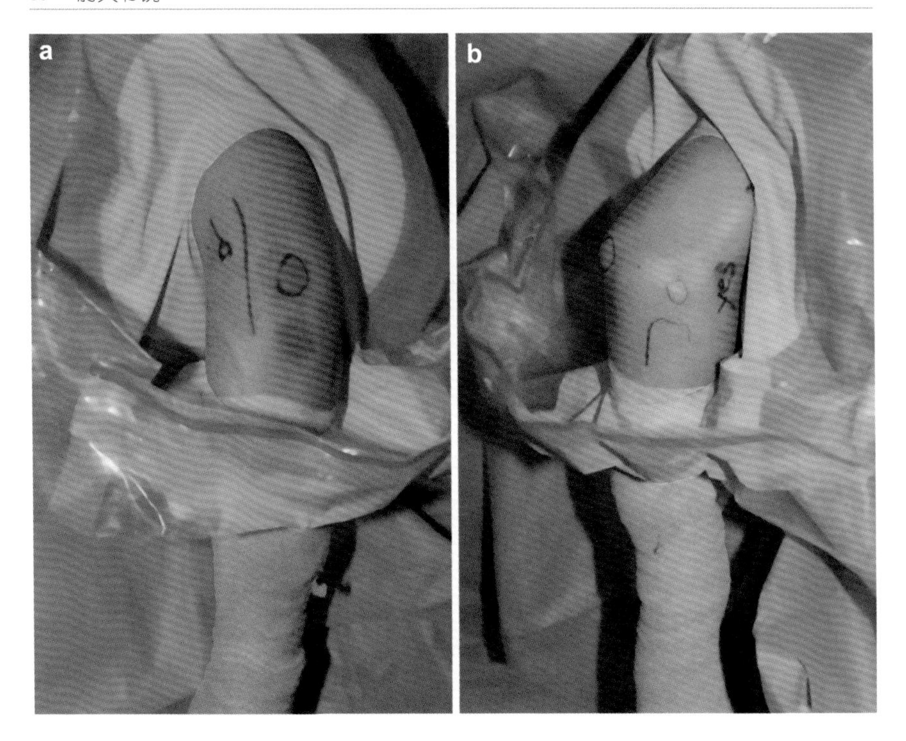

图 4.2 皮肤标记包括（a）内上髁、肌间隔、尺神经和鹰嘴尖，以及（b）外上髁、桡骨头。

伸肌、切除前侧至外侧副韧带和桡侧腕短伸肌起点松解术。关节囊完成松解后，桡侧腕短伸肌肌腱得到显露，该肌腱走行于外上髁和指总伸肌肌腹下方之间。我们松解近端至肱骨髁上脊处，远端从肱骨小头上方至肱桡关节中线处。鉴于 2003 年 Smith 等 [7] 发表的文章，我们非常注意外副侧韧带相对于桡骨头和肱骨小头的位置关系。只要术者将器械保持在桡骨头前方，就可以避免损伤韧带。在我的病例中，我从不将器械伸至桡骨头下方，并且从未发生侧副韧带医源性损伤。切除术完成之后，术者可以选择将桡侧腕短伸肌起点由外上髁剥离或者将其保留。以前我们沿袭开放手术中常用的技术，用骨性刨削刀来清理这一区域。我们认为这种操作可以促进该区域的出血和愈合，有利于桡侧腕长伸肌的重新附着。根据我个人的经验，该操作未必有益，反而有可能在剥离处形成一个新的疼痛激发点。

当然，关节镜手术应该包括对前方关节囊进行全面的评估。术者可以转换入路，从外侧向内侧观察是否存在游离体，或冠状突滑车关节是否受累。还可同时观察后间室，如果观察到存在后方肱桡皱襞或者后方软组织撞击，可以同时进行清理。

术后用尼龙线缝合切口并加压包扎，可在入路处注射局部麻醉药以减轻术后疼痛。注意从中间入路处注射局部麻醉药可能会影响尺神经。将患者手臂悬吊使其感到舒适。鼓励患者在可以耐受的范围内尽快除去

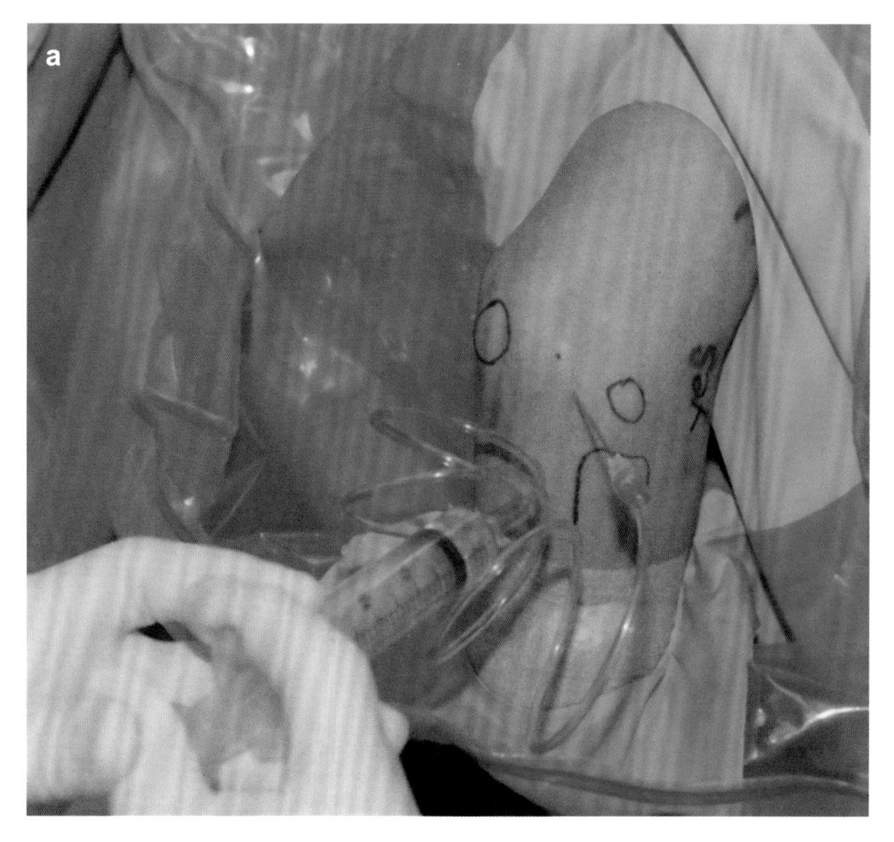

图 4.3 （a）为了进行关节腔灌注和使神经血管组织向前方移位，需从外侧软点向关节腔注入 20~25mL 液体。（待续）

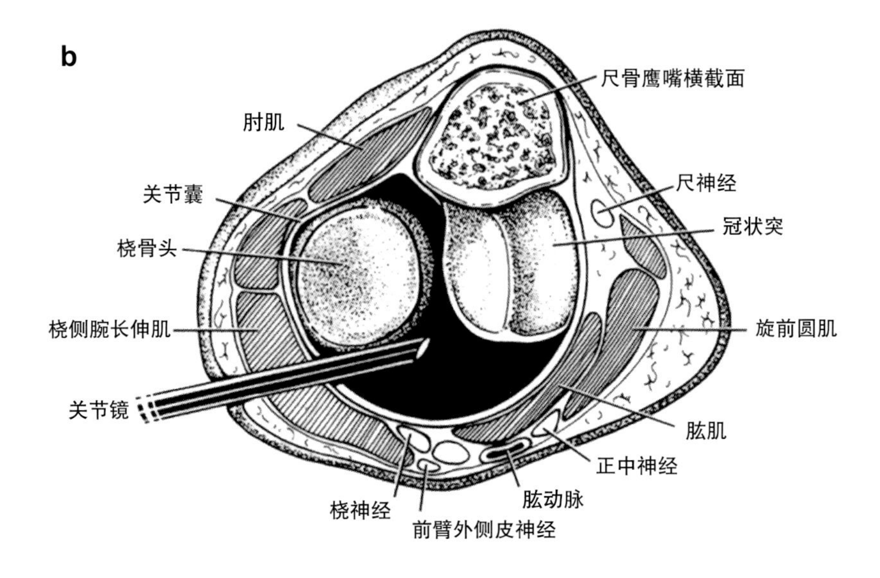

图 4.3（续）（b）关节腔经灌注后，外侧入路进入的关节镜接近周围神经血管组织。

悬吊，并进行主动、被动练习，通过被动伸展手指来达到完全伸直。所有患者都接受了家庭康复锻炼指导。

一般在术后 5~7 天进行随访，包括拆线和对手术部位进行检查。根据患者的症状和运动水平或者职业来决定康复进程。通常患者第二天即可重返工作，重返运动可能需要更长时间，可以在术后 8~12 周肌力完全恢复后进行激烈的球拍类运动。

外侧皱襞：一些患者存在典型的外侧肘关节疼痛以及在肱桡关节旋前和旋后时出现弹响，不伴有桡侧腕短伸肌处的典型疼痛，但在被动屈掌或腕部抗阻背伸时疼痛。这些患者在被动拉伸时也可能会出现疼痛。这种情况可以归类为 Mullet 等 [5] 描述的外侧皱襞或者环状韧带增厚疾病亚型。镜下经常可以观察到条索状的关节囊存在撞击或者半脱位的情况（图 4.6）。基于关节囊皱襞与桡骨头的关系，Mullet 等 [5] 建立如下分型系统：Ⅰ型，桡骨头完全暴露；Ⅱ型，韧带关节囊复合体部分覆盖桡骨头但未累及关节腔；Ⅲ型，关节囊边缘进入关节腔造成半脱位；Ⅳ

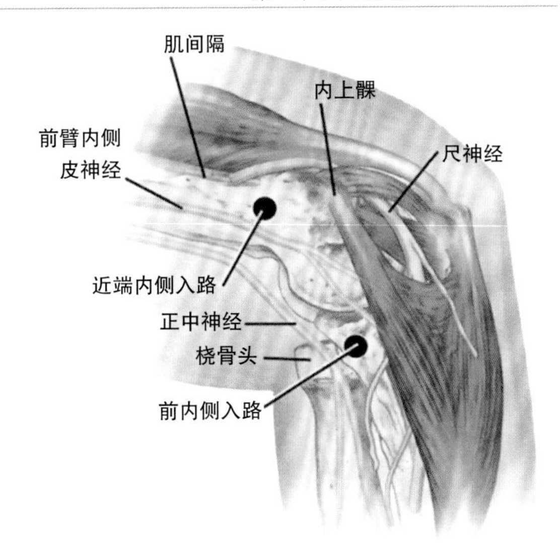

图 4.4 近端中间入路和周围神经血管组织的关系。

型，桡骨头在活动范围内被全部覆盖。Antuna 和 O'Driscoll[8] 也研究了外侧皱襞，或者称滑膜皱褶增厚，并认为：疼痛性弹响肘在鉴别诊断中必须考虑肱桡关节中存在的滑膜皱襞，关节镜技术可以明确诊断并且将皱襞切除。

4.3 结果

大量文章报道了关节镜治疗外上髁炎的结果。我们于 2000 年 [4] 报道了 42 名患者接受了关节镜外侧松解手术后 2 年的随访结果，并于 2008 年 [9] 报道了对其中 30 名患者长达 10 年的随访结果。我们发现，在这些随访患者中，平均静息疼痛分数是 0（分级从 0 分不痛到 10 分剧烈疼痛），没有患者需要进一步手术或反复注射。随访中 93% 的患者表示如有必要愿意接受再次手术。其他研究者也报道了超过 90% 接受关节镜下切除术治疗外上髁炎的患者取得了良好疗效 [6, 10]。

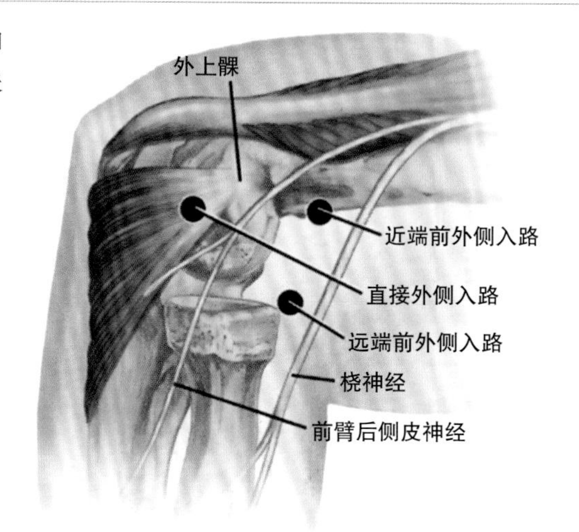

图 4.5 近端外侧入路和周围神经血管组织的关系。

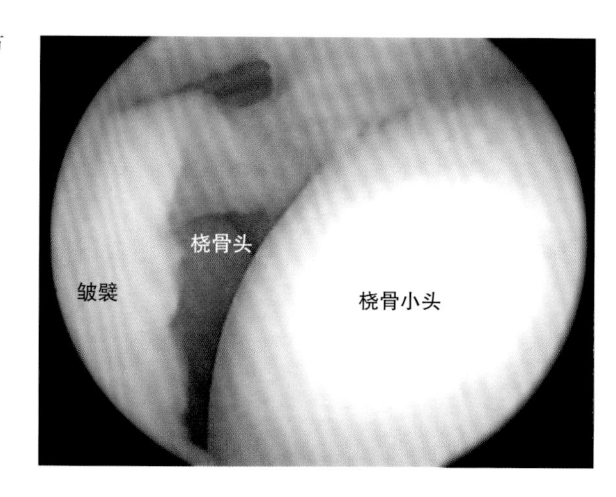

图 4.6 镜下见外侧关节囊皱襞束（滑膜皱襞）。

4.4 结论

关节镜下切除术和桡侧腕短伸肌肌腱起点松解术用于治疗外上髁炎引起的肘部外侧疼痛在标本研究中被证明是安全、可靠并且可复制的术式。在临床研究中，该术式被证实具备有效、低并发症发生率、可以快速重返工作并且疗效持久等特点。手术效果类似甚至优于传统开放手术。

（王静蔚　华英汇 译）

参考文献

1. Kuklo TR, Taylor KF, Murphy KP et al (1999) Arthroscopic release for lateral epicondylitis: a cadaveric model. Arthroscopy 15(3):259–264
2. Cummins CA (2006) Lateral epicondylitis: in vivo assessment of arthroscopic debridement and correlation with patient outcomes. Am J Sports Med 34(9):1486–1491
3. Cohen MS, Romeo AA, Hennigan SP (2008) Lateral epicondylitis: anatomic relationships of the extensor tendon origins and implications for arthroscopic treatment. J Shoulder Elbow Surg 17(6):954–960
4. Baker CL, Murphy KP, Gottlob CA (2000) Arthroscopic classification and treatment of lateral epicondylitis: two-year clinical results. J Shoulder Elbow Surg 9(6):475–482
5. Mullett H, Sprague M, Brown G (2005) Arthroscopic treatment of lateral epicondylitis: clinical and cadaveric studies. Clin Orthop Relat Res 439:123–128
6. Lattermann C, Romeo AA, Anbari A (2010) Arthroscopic debridement of the extensor carpi radialis brevis for recalcitrant lateral epicondylitis. J Shoulder Elbow Surg 19(5):651–656
7. Smith AM, Castle JA, Ruch DS (2003) Arthroscopic resection of the common extensor origin: anatomic considerations. J Shoulder Elbow Surg 12(4):375–379
8. Antuna SA, O'Driscoll SW (2001) Snapping plicae associated with radiocapitellar chondromalacia. Arthroscopy 17(5):491–495
9. Baker CL Jr, Baker CL 3rd (2008) Long-term follow-up of arthroscopic treatment of lateral epicondylitis. Am J Sports Med 36(2):254–260
10. Savoie FH, VanSice W, O'Brien MJ (2010) Arthroscopic tennis elbow release. J Shoulder Elbow Surg 19(2 Suppl):31–36

第 5 章 肘关节僵硬的关节镜治疗

Luigi Pederzini, Massimo Tosi, Mauro Prandini, Fabio Nicoletta

5.1 引言

肘关节曾一度被认为是关节镜下操作难度较大的关节，但关节镜技术仍然快速发展和应用。在过去几年里，随着知识增长及技术突破，肘关节镜手术已经在技术的标准化和手术适应证的定义方面取得了重要进展。早在 20 世纪 80 年代，Andrews 和 Carson[1]、Hempfling[2] 和 Lindelfeld[3] 就首先发表了肘关节镜手术的适应证、技术指南和相关概念。1981 年，Morrey 等 [4] 在这些研究的基础上确定了肘关节功能活动度为 30°~130°，然而在很多日常工作或者体育锻炼活动中常常需要伸直超过 30°。事实上，对于运动员和体力工作者，在做特定的动作时，伴有轻微疼痛与不稳以及关节活动度轻度受限都是不可接受的，这会影响他们的日常工作及运动。基于此原因，肘关节镜手术在关节僵硬治疗中的手术适应证得到拓展。1992 年，O' Driscoll 和 Morrey[5] 展示了 72 例肘关节镜病例，并于 2001 年发表了关于 473 例肘关节镜病例的综述，

L. Pederzini (✉) · M. Tosi · M. Prandini · F. Nicoletta
Department of Othopaedic, Othopaedic Sassuolo Hospital, Street saragozza 130, 41100 Modena, Italy
e-mail: gigiped@hotmail.com

L. A. Pederzini (ed.), *Elbow Arthroscopy*,
DOI: 10.1007/978-3-642-38103-4_5, © ISAKOS 2013

分析了肘关节镜手术的并发症[6]。Reddy 等[7]报道 172 例肘关节镜手术随访时间超过 7 年的结果。目前，肘关节镜适应证较前期有显著扩大，主要包括剥脱性骨软骨炎、滑膜皱襞综合征、类风湿关节炎和其他类型滑膜炎的滑膜切除、肱骨外上髁炎、游离体去除[8–12]以及退行性病变和创伤后引起的肘关节僵硬[13–16]。近期 Conso[17]、Shubert[18]和 Salini[19]分别报道了治疗 32 例、24 例和 15 例肘关节僵硬及其他肘关节疾患的病例随访分析，比较了关节镜与开放手术的临床效果差异。目前文献中有一些关于这方面的研究，但病例较少，病种不一，且治疗手段也不同[20–28]。

5.2 病因和手术适应证

创伤后肘关节僵硬与患者近期外伤史（一年内）相关，而“肘关节过度使用综合征”、原发性肘关节炎及超过一年的肘关节外伤则往往导致退行性肘关节僵硬。根据患者的工作、运动能力和功能需求，任何肘关节活动度的下降皆可视为肘关节僵硬。临床评估必须考虑患者的性别、优势臂、病因、术前患者功能评估指数（包括疼痛、肘关节活动度、平衡性和功能）及影像学和临床检查结果。如果患者符合以下情况可考虑行肘关节镜下关节松解术：保守治疗（包括松动治疗、夹板固定、物理治疗）6 个月无效、关节囊完整、缺如或轻度解剖异常、活动度下降、运动和职业相关性肘无力。另外，相对于开放手术，关节镜手术的优点在于缩小手术切口。在特定情况下，患者可在行钢板或螺钉等内固定取出术的同时行关节镜下松解术。

很多创伤性疾病如尺骨鹰嘴骨折、桡骨头骨折、喙突骨折、骨折移位、肘关节脱位导致的创伤后关节僵硬，或者怀疑上述疾病者，均可采用关节镜治疗。

肘关节退变可继发于体力劳动者及运动员产生的“过度使用综合征”，患者在持续训练或重体力劳动中往往会造成早期关节退化[28]，标枪、棒球、拳击、举重、网球运动员常出现典型的肘关节退变。

同样，早期类风湿关节炎和剥脱性骨软骨炎也可考虑采用关节镜手术治疗。骨赘增生、滑膜炎、游离体也往往是陈旧性外伤（如桡骨小头骨折、冠状突骨折等）的组织病理学演变产物，因为在此过程中关节的变形容易导致其退变。

手术禁忌证包括肌肉强直、大脑麻痹、烧伤及手术导致的解剖结构改变、异位骨化、骨化性肌炎、痛性肌萎缩、关节不稳、解剖异常及感染等相关的关节僵硬解剖异常及感染等原因导致的关节僵硬。

5.3 肘关节僵硬的关节镜治疗技术

麻醉师用电刺激的方法找到各主要神经干并植入导管（暂不注入麻药）。采用全身麻醉方法。患者清醒时，神经功能评估后予以外周神经阻滞。麻醉成功后，手术医生应详细评估关节活动度和韧带损伤情况。患肢止血带充气压迫，压力 250mmHg（1mmHg=0.133kPa）。患者取俯卧位，肩关节外展 90°，肘关节屈曲 90°，并用固定在手术台上的上肢固定器将手臂抬高。建立无菌手术区域并标记各解剖标志（肱骨内外髁、尺神经、桡骨头、后方软点）和各个手术入路（软点后方入路、前内侧入路及前外侧入路）（图 5.1）。除非患者肘关节活动度正常（包括活动度正常的肘关节疼痛及偶发性活动受限），否则我们通常需要行尺神经松解术，通过 2cm 皮肤切口完成手术操作。首先用一个 18 号针头在

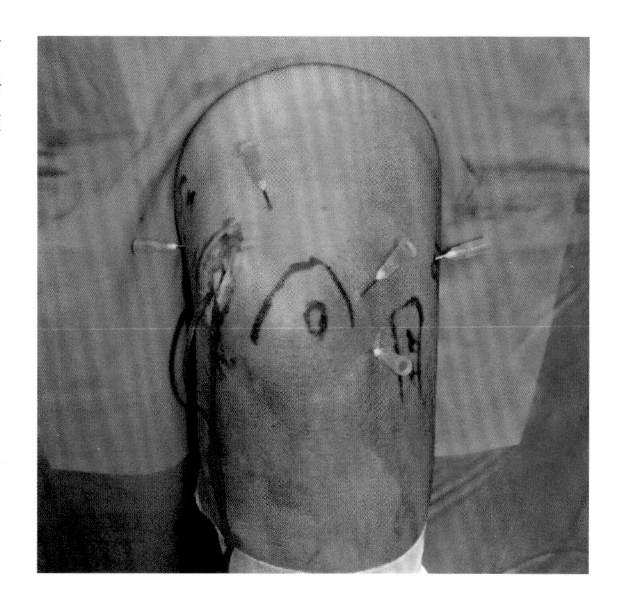

图 5.1 红色针头为后方入路、极度前中内侧入路及前外侧入路，尺神经被分离出。

肘后三角的软点中央进行穿刺，注入 20mL 生理盐水充填关节腔，刺入穿刺套管针，注意避开前方的神经血管。通常情况下需采用 5 个入路：前方 2 个，后方 3 个。入路切口建立后，用蚊式钳分离软组织。首先用 4.5mm 30° 关节镜通过后外入路（软点）探查肘关节后间室，然后在该入路近端 1.5cm 处做第二入路。我们可通过这两个入路在桡骨头后部水平处置入关节镜和刨刀。关节腔内压力控制在 35~50mmHg。在近侧尺桡关节后方建立了良好的观察视野后，可在鹰嘴窝近肱三头肌内侧缘及尺骨鹰嘴尖近端 2~3cm 处做第三个后方入路，以顺利完成鹰嘴窝及其外侧壁的清理，同时，如果发现有外侧鹰嘴及肱骨形成的游离体，可将其摘除以使关节表面更光滑。可采用不同的入路来评估关节内侧骨赘的形态及尺神经。在前外侧入路置入关节镜后，评估骨赘形态大小。如果骨赘较小，可在尺神经后方建立一个辅助入路，用牵开器牵开并保护尺神经（图 5.2），然后在镜下切除骨赘；如果骨赘较大，可在手术接近结束时使用小切口清除骨赘，以避免关节镜手术过程中液体溢出。在尺神经松解手术中，首先使用的是内侧入路，这样可避免在关节镜手术过程中屈伸肘关节导致的神经过度牵拉。接下来，关节镜将通过近端前侧内入路在肱骨内上髁近端 2cm、前方 1cm 进入肘关节前间室。内侧入路必不可少，我们可在此入路通过触诊定位尺神经，而通过外侧入路显然不能做到这点。然后用由内向外的方法建立前外侧入路，并在肱骨外上

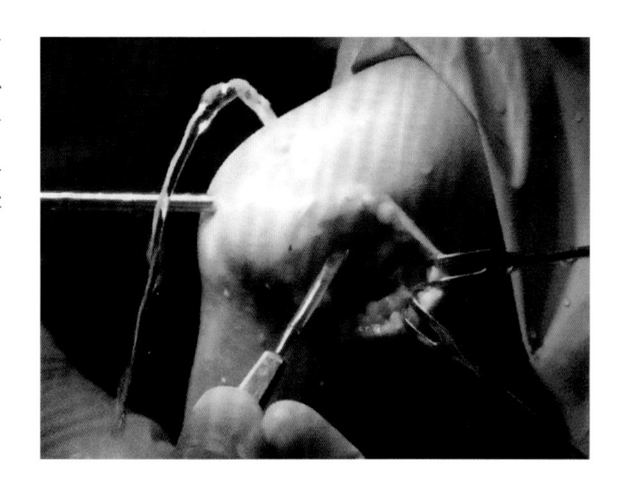

图 5.2 肘关节后外侧下方入路置入关节镜，后外侧中间入路为排水口，后内侧辅助入路（皮下软组织处）用牵开器在尺神经后方将尺神经牵开。

髁近端 2cm、前方 1cm 置入交换棒，通过交换棒引入塑料套管，拔出交换棒后置入刨刀，在肘关节前方进行关节清理术(游离体摘除、前方骨赘及滑膜切除)。如果存在创伤后关节囊增厚，则需切除前方关节囊（图 5.3）。首先用刨刀修正靠近肱骨侧的关节囊，但前方关节囊必须用篮钳切除：在冠状突尖近端 1cm 处，按由外向内再由内向外的顺序完成切除操作。手术操作结束后，测量关节活动度，置入 1~2 条负压吸引管后缝合切口，伸直位固定以矫正关节伸直受限。术后第 1 天，患者开始用 CPM 机行持续被动关节训练，每日 4 次，每次 20 分钟，并辅以至少 60 分钟的物理治疗。术后第 2 天，开始主动活动及被动屈伸运动。术后第 3 天，拔出关节引流管并继续康复锻炼。口服吲哚美辛片 15 天，每日 3 次，每次 50mg。出院时指导患者在家中康复锻炼，患者需在理疗师的指导下康复锻炼 3 个月。

5.4 关节镜技术在桡骨小头切除术中的应用

如果桡骨小头骨折对位不良或固定不牢，往往会因为桡骨小头的问题（骨折不愈合、骨折畸形愈合）导致肘关节僵硬（屈伸度下降及旋后运动受限）。X 线片及三维 CT 可确诊，并需行桡骨小头切除术。

关节镜下桡骨小头切除术可通过 3 个后侧入路及 2 个前侧入路完成

图 5.3 镜下显示肘关节前间室内前方关节囊切除后关节囊残端和肱肌。

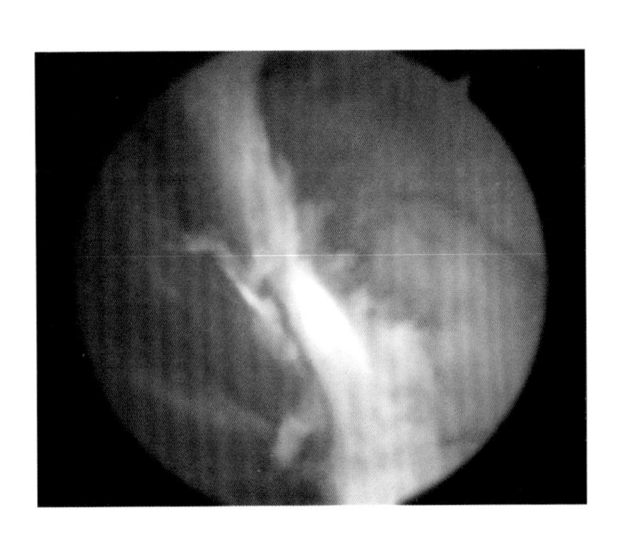

（图 5.4 至图 5.7）。首先需要确认桡骨小头及其后方界限，然后采用小的磨钻从后缘开始磨除桡骨小头的主要部分，最后通过前侧入路完成手术操作以免关节内残留骨块刺激滑膜。术中可通过旋前或旋后肘关节来完成切除术，有时还可以在术中同时取出内固定螺钉。术后需要彻底冲洗关节。有些情况下，在切除桡骨小头后还需行关节镜下松解术，以解决由于切除不足及组织纤维化引起的关节旋后功能障碍。我们需要在

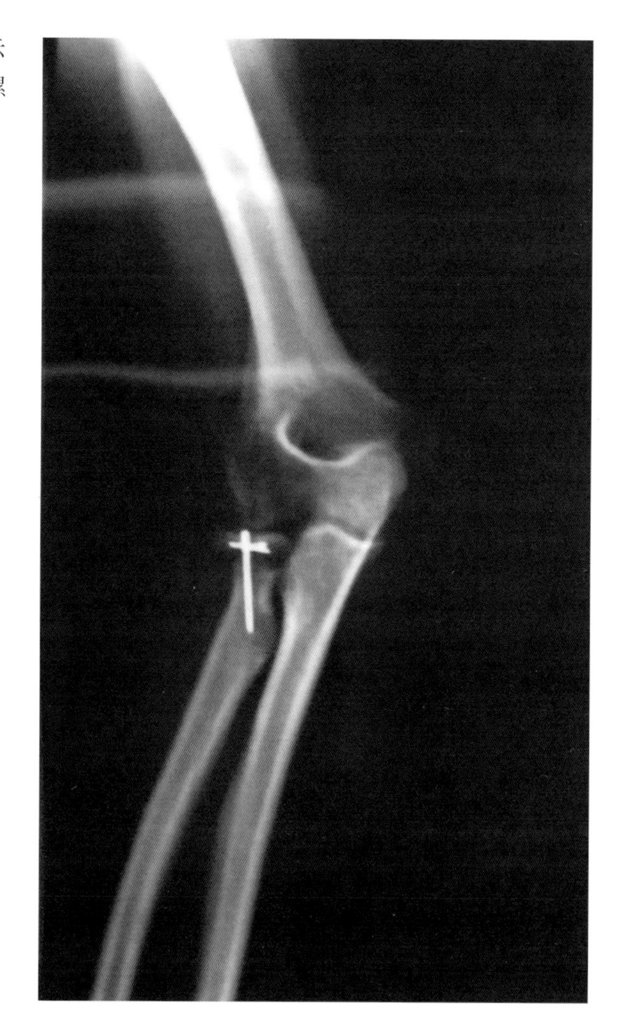

图 5.4 术前 X 线片显示桡骨小头骨不连，固定螺钉未固定在骨折处。

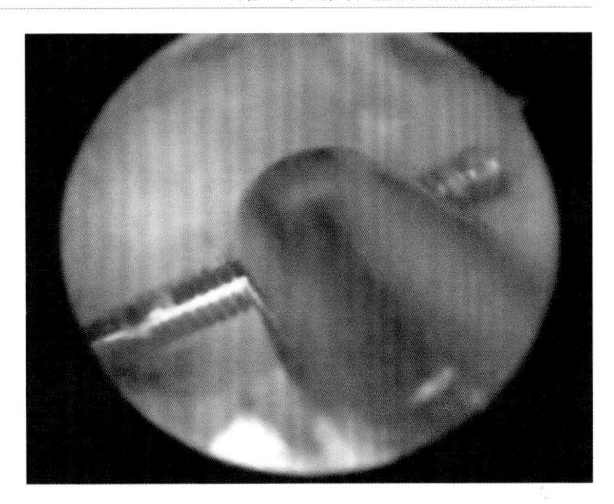

图 5.5 关节镜下取出固定螺钉。

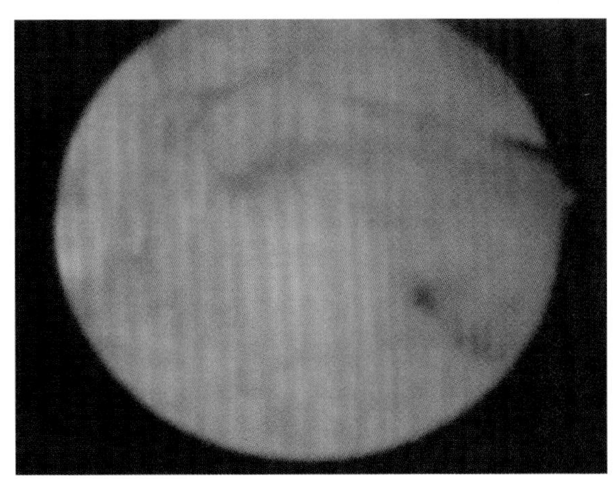

图 5.6 桡骨小头切除术后的桡骨残端。

桡骨头和肱骨头之间找到增厚的白色纤维组织并将其切除，然后再彻底切除桡骨小头。在完成肘关节后方清理后，通过桡骨小头切除后留下的空间，我们可以用穿刺针定位并显露前外侧入路。

5.5 剥脱性骨软骨炎的关节镜治疗技术

剥脱性骨软骨炎是导致肘关节痛性活动受限的原因之一。多发于年轻患者，尤其是有肘关节疼痛和功能障碍等主诉的运动员，表现为活动

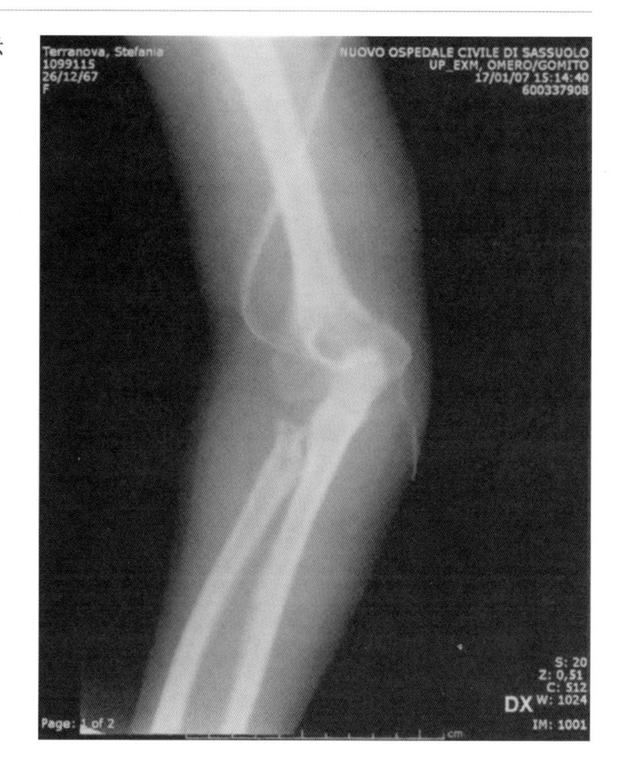

图 5.7 术后 X 线片显示切除范围。

受限而不能参加体育比赛。

肘关节屈曲 90° 时，桡骨小头后方部分反复撞击导致软骨完全剥脱。尽管软骨移植术还存在争议，但为了消除炎症和关节内凸起，软骨完全摘除和微骨折术已成为一种常规术式。

我们采用关节镜下马赛克软骨移植术治疗部分病例。患者取侧卧位，通过极度旋转髋关节，在关节镜下从患者健侧膝关节外侧髁非负重面取出直径 6.5mm 的柱状移植物（图 5.8），将其按适当的方向及角度小心置入肘关节软骨缺损区。关节镜下垂直植入能保证其完全覆盖缺损区（图 5.9 和图 5.10），患者术后 4 个月的 MRI 显示移植物与周围组织结合良好（图 5.11）。术后第 2 天开始 CPM 机训练，第 4 天开始被动活动。患者在术后 4 个月开始恢复日常活动。

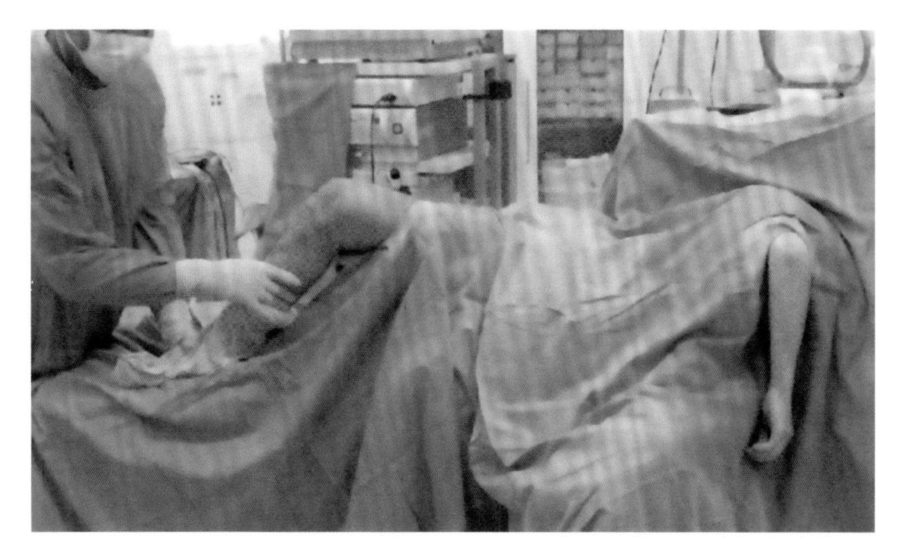

图 5.8　患者取侧卧位，极度旋转髋关节以便在膝关节镜下从外侧股骨髁取移植物。

5.6 术后康复计划

术后第 1 天：患肢用 2 条引流管及 1 条麻醉导管固定良好后，开始缓慢进行持续关节被动训练，每日 4 次，每次 40 分钟。

术后第 2 天：继续持续关节被动训练，每日 4 次，每次 40 分钟。辅以物理治疗，每日 60 分钟；主动活动，每日 4 次，每次 30 分钟。

术后第 3 天：拔除麻醉导管，继续 CPM、FKT 及主动活动锻炼。

术后第 4 天：拔除引流管，继续 CPM、FKT 及主动活动锻炼。

术后第 5 天：患者出院，继续按以上康复指导锻炼 20 天，同时口服吲哚美辛片 15 天，20 天后拆除外固定。

术后 1 个月，患者第一次随访，并继续按康复计划锻炼 3~5 个月。

5.7 讨论

在过去的 15 年里，为了减少早期学者所描述的常见并发症，许多

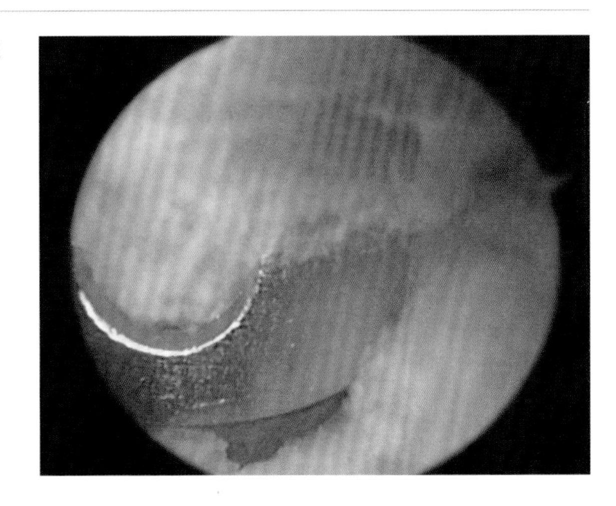

图 5.9　用于将移植物植入关节缺损区的器械。

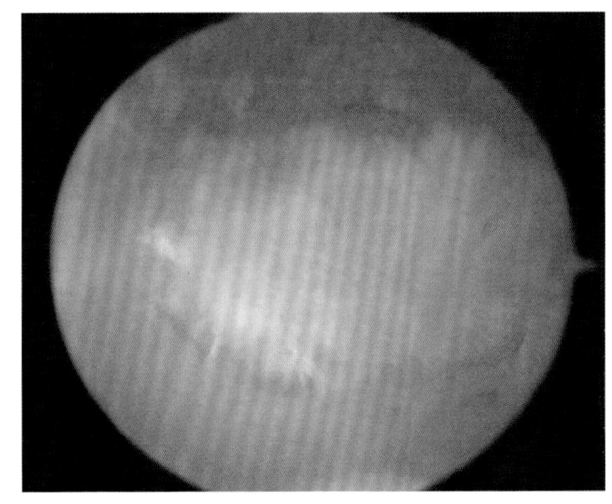

图 5.10　移植物与周围骨平面平齐。

学者都在研究肘关节镜技术[29]。为了方便评估术中神经并发症，在麻醉和周围神经阻滞的基础上可进行必要的干预。各种手术入路的应用、尺神经的分离、关节镜拉钩的使用以及避免关节腔内压力异常增高是顺利进行肘关节镜的基础条件。换而言之，获得清晰的镜下视野不仅对于避免神经血管损伤具有重要作用，而且使发现病变组织并进行治疗变得更加容易。创伤后的肘关节具有与退变关节不同的镜下特点。创伤后关节腔变小并且充填了大量纤维化组织，使用篮钳时可发现关节

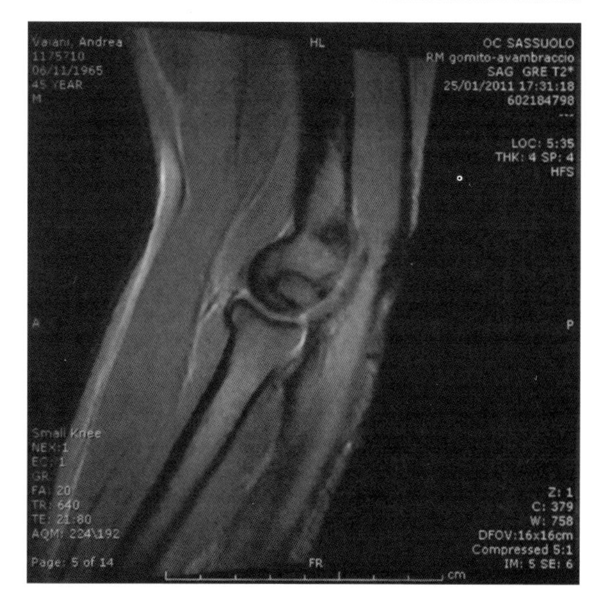

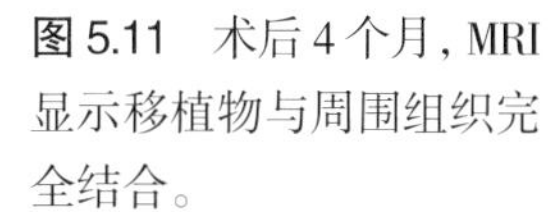
图 5.11 术后4个月，MRI显示移植物与周围组织完全结合。

囊变得更坚硬。而退行性变的关节则正好相反，关节腔变大、纤维化组织少、关节囊较软。在大多数病例中，外科医生仍依赖于硬质的关节镜器械。持续学习训练与技术改进有助于更好地应用关节镜治疗创伤性和退行性肘骨关节病变。否则，患者可能会疗效较差和（或）出现并发症。

2000年，Reddy等报道了大样本病例回顾，这些手术由不同外科医生采用不同的技术和体位完成，并发症发生率较低，但尺神经均受到损伤。正如Reddy所述，我们使用早期技术由同一名医生5年内（2004~2008年）对一组大样本病例（212名患者）进行手术，平均随访58个月，获得同样较低的并发症率，其中神经并发症约占1.8%，而其他一些小的并发症约占10.8%。

2001年，Kelly等[17]报道了大样本病例研究，分析了肘关节镜手术并发症。在一些小样本临床病例报道中，研究者将肘关节镜手术与开放手术的临床效果进行了比较，认为肘关节镜能达到同样的疗效[20–28]。我们认为，没有神经并发症的大样本关节镜病例是不存在的，尽管1.8%的神经并发症被认为是相对较低的。虽然10.8%的少见并发症（通过手术入路的滑液外漏、深部组织感染）与过激康复程序有关，但为了获得良好的关节活动度和功能，我们仍然使用这种康复计划。关节破坏及创伤后关节解剖异常的病例不适合行关节镜手术，而应采用开放手术进行治疗。另外，关节镜适用于由于关节长期不稳导致的鹰嘴肥大、早期骨折所致的桡骨头肥大、激烈的体力活动所致的冠状突肥大。5 个入路（3 个后侧入路和 2 个前侧入路）可满足手术的需要。我们的研究表明，即使病变只累及其中一个间室，也应对前、后间室进行完整的探查。关节受限虽然只累及一个间室，但关节活动范围的丢失最终会导致另一间室解剖结构的改变。在很多病例中，桡骨小头骨折所致的后侧结构骨性增生及桡骨小头直径增粗可导致关节僵硬。牵开器在关节镜手术中十分重要，可减小血管神经结构损伤的风险。关节内压力应该维持在 50mmHg 以内，冲洗液可从手术入路流出，从而避免了关节内压力过度增加的风险。因此，术中应禁止采用关节镜套管使所有通道密闭（前外侧入路除外）。在对后间室进行清创时，切除尺骨鹰嘴内侧骨赘需要特别谨慎：虽然一个牵开器即可达到目的，但在一些病例中，由于骨突起较大且与尺神经非常接近，因此不适合采用关节镜手术。早期尺神经分离可采用开放手术治疗以降低风险，而后间室清创、鹰嘴突切除和前方关节囊切除则需要外科手术治疗以增加关节活动度。相反，屈曲活动度的增加需要将后方关节囊切除，并将前方冠状突肥大部分或肱骨处突起切除。在前方关节囊切除过程中，关节囊切开后可看到肱肌坚硬且薄，应该加以保护，以免因邻近的肱动脉损伤和肌肉出血而导致钙化。大样本病例调查表明，尺神经并发症的关节镜治疗还存在一定的争议，需要进一步研究。目前，神经松解术可用于治疗关节硬化，缓解神经症状。

当关节活动度接近正常、神经症状基本消失时，则不需要进一步的神经松解（取出 1~2 个游离体）。除一例瘢痕残留的病例外，尺神经前置通常并不需要。肘外翻严重的神经分离病例需行尺神经前置和固定。对于关节严重僵硬病例，为获得理想的关节活动度，需要行尺神经松解。

5.8 结果

相关文献报道结果显示，对于肘关节退化和创伤后病例，关节镜手术均能使关节活动度得到极大改善[10, 18, 20, 21, 25]。术后平均 58 个月的随访结果显示肘关节功能评估指数得到改善。

创伤后病例组术后活动度平均提高 35°，关节退化病例组为 33°。需要指出的是，创伤后病例组术前活动度比关节退化病例组低。研究结果提示 70.9% 关节退化患者术后肘关节活动度范围超过 100°。

术后患者必须立即进行功能锻炼，以维持术中松解获得的关节活动度，这样可减少粘连形成（极易限制活动度恢复）的发生率。术后康复计划应根据患者对康复程度的不同需求进行适当调整。

术后肘关节功能评估指数的提高显然可使绝大多数患者完全恢复原有的日常生活、运动及人际关系，同时在减轻疼痛方面也起到重要作用，这在患者术后的神经功能评估及平均疼痛指数结果（视觉模拟评分法）中可以得到证实。与此同时，创伤后、关节退行性僵硬的早期关节活动受限患者，术后关节活动程度也可以得到不同程度改善。

对于术后患者肘关节活动度的恢复，伸直功能的改善比屈曲显著。因为相对主要影响关节屈曲的冠状突骨赘切除及冠突窝修整术来说，鹰嘴成形及游离体摘除对关节伸直的改善更为明显。

肘关节内侧副韧带挛缩必然会引起关节屈曲受限，对此我们选择通过开放切口切除韧带的后方部分并松解尺神经。

术后并发症分析显示滑液瘘常有发生，这与频繁的关节屈伸活动导致滑液从手术切口薄弱处漏出有关，可进一步影响愈合。所有滑液瘘都能在术后 20 天内自行闭合[30]。手术时，在关节镜进入前预防性地分离保护尺神经是极其重要的，否则将会出现不良反应。前间室牵开器不是直接分离关节囊，而仅仅是让关节囊自行分开，因此手术操作更安全。如果暴力使用牵开器，会导致神经组织被过度牵拉。

5.9 结论

文献报道及我们的临床经验表明，该手术具有高成功率及低并发症发生率，因此，我们认为，肘关节镜手术是治疗创伤后及关节退化引起的肘关节僵硬的首选方法。

（冯文哲　朱伟民 译）

参考文献

1. Andrews JR, Carson WG (1985) Arthroscopy of the elbow. Arthroscopy 1(2):97–107
2. Hempfling H (1983) Endoscopic examination of the elbow joint from the dorsoradial approach. Z Orthop Ihre Grenzgeb 121(3):331–332
3. Lindenfeld TN (1990) Medial approach in elbow arthroscopy. Am J Sports Med 18(4):413–417
4. Morrey BF, Askew LJ, Chao EY (1981) A biomechanical study of normal functional elbow motion. J Bone Joint Surg Am 63(6):872–877
5. O'Driscoll SW, Morrey BF (1992) Arthroscopy of the elbow. Diagnostic and therapeutic benefits and hazards. J Bone Joint Surg Am 74(1):84–94
6. Kelly EW, Morrey BF, O'Driscoll SW (2001) Complications of elbow arthroscopy. J Bone Joint Surg Am 83-A(1):25–34
7. Reddy AS, Kvitne RS, Yocum LA, ElAttrache NS, Glousman RE, Jobe FW (2000) Arthroscopy of the elbow: a long-term clinical review. Arthroscopy 16(6):588–594
8. Eames MHA, Bain GI (2006) Distal biceps tendon endoscopy and anterior elbow arthroscopy portal. Tech Shoulder Elbow Surg 7:139–142
9. Nirschl RP, Pettrone FA (1679) Tennis elbow: the surgical treatment of lateral epicondylitis. J Bone Joint Surg Am 61:832–839
10. Rahusen FT, Brinkman JM, Eygendaal D (2006) Results of arthroscopic debridement for osteochondritis dissecans of the elbow. Br J Sports Med 40(12):966–969
11. Savoie FH III (2007) Guidelines to becoming an expert elbow arthroscopist. Arthroscopy 23(11):1237–1240
12. Steinmann SP, King GJ, Savoie FH III (2006) Arthroscopic treatment of the arthritic elbow. Instr Course Lect 55:109–117
13. Akeson WH, Abel MF, Garfin SR, Woo SL (1993) Viscoelastic properties of stiff joints: a new approach in analyzing joint contracture. Biomed Mater Eng 3:67–73
14. Bruno RJ, Lee ML, Strauch RJ, Rosenwasser MP (2002) Posttraumatic elbow stiffness: evaluation and management. J Am Acad Orthop Surg 10(2):106–116
15. Morrey BF (2005) The posttraumatic stiff elbow. Clin Orthop Relat Res 431:26–35
16. Sojdjerg JO (1996) The stiff elbow. Acta Orthop Scand 67(6):626–631
17. Conso C, Bleton R (2007) Arthroscopy in stiff elbow: report of 32 cases. Rev Chir Orthop Reparatrice Appar Mot 93(4):333–338
18. Schubert T, Dubuc JE, Barbier O (2007) A review of 24 cases of elbow arthroscopy using the DASH questionnaire. Acta Orthop Belg 73(6):700–703
19. Salini V, Palmieri D, Colucci C, Croce G, Castellani ML, Orso CA (2006) Arthroscopic treatment of post-traumatic elbow stiffness. J Sports Med Phys Fitness 46(1):99–103
20. Adams JE, Wolff LH 3rd, Merten SM, Steinmann SP (2008) Osteoarthritis of the elbow: results of arthroscopic osteophyte resection and capsulectomy. J Shoulder Elbow Surg 17(1):126–131
21. Ball CM, Meunier M, Galatz LM, Calfee R, Yamaguchi K (2002) Arthroscopic treatment of post-traumatic elbow contracture. J Shoulder Elbow Surg 11(6):624–629
22. Figgie MP, Inglis AE, Mow CS, Figgie HE (1989) Total elbow arthroplasty for complete ankylosis of the elbow. J Bone Joint Surg Am 71:513–519
23. Guhl JF (1985) Arthroscopy and arthroscopic surgery of the elbow. Orthopedics 8:1290–1296
24. Lynch GJ, Meyers JF, Whipple TL, Caspari RB (1986) Neurovascular anatomy and elbow

arthroscopy: inherent risks. Arthroscopy 2:190–197
25. Nguyen D, Proper SI, MacDermid JC, King GJ, Faber KJ (2006) Functional outcomes of arthroscopic capsular release of the elbow. Arthroscopy 22(8):842–849
26. Ogilvie-Harris DJ, Schemitsch E (1993) Arthroscopy of the elbow for removal of loose bodies. Arthroscopy 9:5–8
27. Rupp S, Tempelhof S (1995) Arthroscopic surgery of the elbow: therapeutic benefits and hazards. Clin Orthop 4:140–145
28. Ward WG, Anderson TE (1993) Elbow arthroscopy in a mostly athletic population. J Hand Surg Am 18:220–224
29. Savoie FH III (1996) Complication. In: Savoie FH III, Field LD (eds) Arthroscopy of the elbow. Churchill-Livingstone, New York, pp 151–156
30. Mader K, Penning D, Gausepohl T, Wulke AP (2004) Arthrolysis of the elbow joint. Unfallchirurg 107(5):403–411

第 6 章 关节镜在治疗肘关节不稳定中的作用

Christian N. Anderson, Marc R. Safran

6.1 肘关节外翻不稳定

外翻不稳定是以肘关节内侧疼痛为特征的伤病，由尺侧副韧带（ulnar collateral ligament, UCL）的急性或慢性损伤以及韧带强度降低引起。Waris[1] 最早在一些标枪运动员中描述了尺侧副韧带损伤，鉴于其对运动员的致残性，尺侧副韧带损伤受到越来越多的关注。对尺侧副韧带损伤的处理通常包括一系列非手术治疗，如果保守治疗失败，应考虑行重建手术。尽管尺侧副韧带重建是开放手术，但关节镜检查对于肘关节外翻不稳定的诊断是有益的。另外，关节镜在慢性不稳定引起的继发性损伤（如伸肘外翻过度负荷综合征、游离体、肱骨小头的剥脱性骨软骨炎）的治疗中也具有一定的价值。

6.1.1 解剖和病理生理学

尺侧副韧带是由前斜韧带（anterior oblique ligament, AOL）、后斜韧带（posterior oblique ligament, POL）和横韧带组成的复合体结构

C. N. Anderson · M. R. Safran (✉)
Stanford University, 450 Broadway St., M/C 6342, Redwood City, CA 94063, USA
e-mail: msafran@stanford.edu

L. A. Pederzini (ed.), *Elbow Arthroscopy*,
DOI: 10.1007/978-3-642-38103-4_6, © ISAKOS 2013

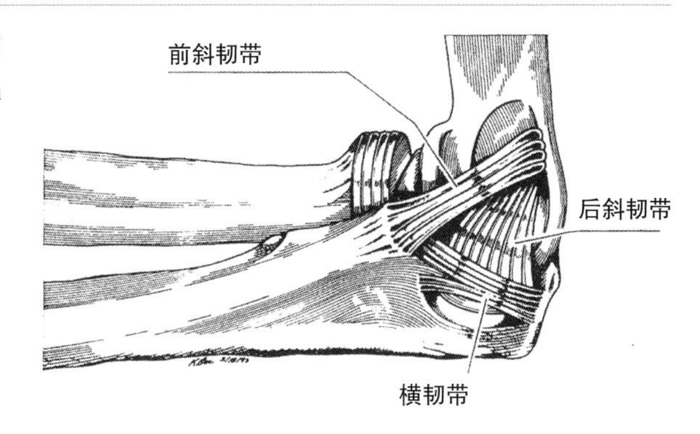

图 6.1 肘关节尺侧副韧带复合体。(Reprinted with permission from Safran[40])

(图 6.1)[2]。前斜韧带起自肱骨内上髁的前下方，止于隆起的尺骨结节[3]。前斜韧带包含两个组织层面：内侧关节囊内的深层和关节囊表面的浅层；并有两个功能束：前束和后束[4]。后斜韧带是呈扇形的关节囊增厚部，起于肱骨内上髁前斜韧带附着点的后面，止于鹰嘴的内侧缘[2]。横韧带跨越前斜韧带和后斜韧带在尺骨内侧的止点，并有多种形态[5]。

肘关节外翻的稳定性是由相互作用的多种因素提供的，这些因素包括软组织的动力性限制作用、软组织的静态性限制作用以及骨性结构等。随着肘关节屈曲角度的变化，维持外翻稳定性的主要解剖结构也不同[6]。前斜韧带是尺侧副韧带最强大的组成部分[7]，在投掷运动中，当肘关节屈曲 20°~120° 时，前斜韧带是对抗外翻应力最主要的限制因素[8, 9]。在行投掷和过顶运动时，肘关节承受的外翻应力对尺侧副韧带产生明显的外力，接近韧带所能承受的最大拉伸力[6, 10, 11]。这些极限的外力再加上反复的过顶运动，会导致尺侧副韧带的微创伤、强度降低以及部分或完全断裂。

尺侧副韧带功能不全导致的运动力学改变，会增加尺骨鹰嘴和后内侧滑车之间的接触应力[12]，并导致“伸肘外翻过度负荷综合征”[13]。此时，由于后内侧尺骨鹰嘴和内侧鹰嘴窝壁之间反复过度负荷，尺骨鹰嘴骨赘和游离体形成，增大的骨赘可引起肘关节后内侧疼痛及肘关节伸直受限（图 6.2）[13, 14]。由于肱桡关节是外翻应力的次要限制结构[15]，尺侧副韧带功能不全也会继发肱桡关节的病理性过度负荷[11]。肱桡关节的压缩应力还会导致关节软骨的退变、骨赘形成、骨软骨骨折、肱骨小头剥脱性骨软骨炎和游离体的形成（图 6.2）。

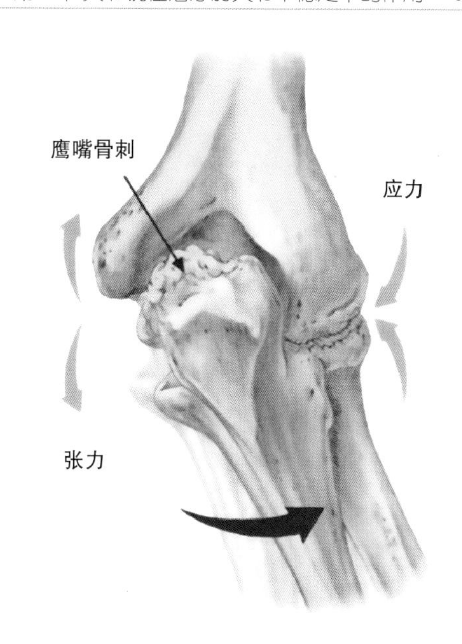

图 6.2 后面观：尺骨鹰嘴在肘关节外翻应力时受到内侧剪切应力，在外翻松弛加重时剪切力会增大，导致伸肘外翻过度负荷综合征伴随骨赘形成和游离体。（Reprinted with permission from Safran[41]）

6.1.2 病史和体格检查

尺侧副韧带损伤可分为急性损伤、慢性损伤或慢性损伤的急性期。急性损伤的运动员会主诉在行过顶运动时突发疼痛，通常伴有肘关节内侧“砰”的响声，损伤发生后无法继续行过顶运动。慢性外翻不稳定由渐进性的韧带强度减退引起，表现为在行过顶运动时肘关节内侧疼痛、耐力和力量下降、控球能力以及速度下降。急性或慢性尺侧副韧带损伤的运动员可能会有尺神经病变的症状，这是由于肘关节内侧的水肿、出血以及对神经过度牵拉造成的。伸肘外翻过度负荷造成游离体形成，会导致肘关节弹响和交锁，通常需要手法复位操作方可解锁。

体格检查包括常规的视诊、触诊以及上肢关节主动及被动活动度的检查。单纯尺侧副韧带损伤的患者在肱骨内上髁远端 2cm、屈肌腱止点略后方会有压痛。为了排除尺神经病变，需对上肢神经血管进行全面检查。

尺侧副韧带的完整性可通过以下特殊的体格检查评估。挤奶法（Milking Maneuver）：患者用其对侧肢体为检查侧上肢提供稳定性，再让患者将伤侧肢体的拇指向下拉，从而产生对肘关节的外翻力矩（图 6.3）[16]。改进的挤奶法：检查者为患者肘关节提供稳定性，并牵拉受试者拇指对尺侧副韧带施加外翻应力（图 6.4）[17]。如果尺侧副韧带功能不全，这些检查会导致肘关节内侧疼痛和内侧关节间隙增大。O' Driscoll 及其同事描述了活动性外翻应力试验：检查者在受试者肘关节极度屈曲的情况下施加持续的外翻力，然后迅速伸展肘关节[18]。如果诱发关节内侧疼痛则为阳性，这一试验的敏感性可达 100%，特异性达 75%[18]。外展外翻应力试验：检查者用腋下夹持患者的手臂，将患者的上肢固定于外展外旋位，然后在屈肘 30° 的情况下对患者肘关节施加外翻应力（图 6.5）。此试验在前臂中立位时可诱发最大程度的外翻不稳定[19]，肘关节内侧疼痛和内侧关节间隙的增大提示阳性。即

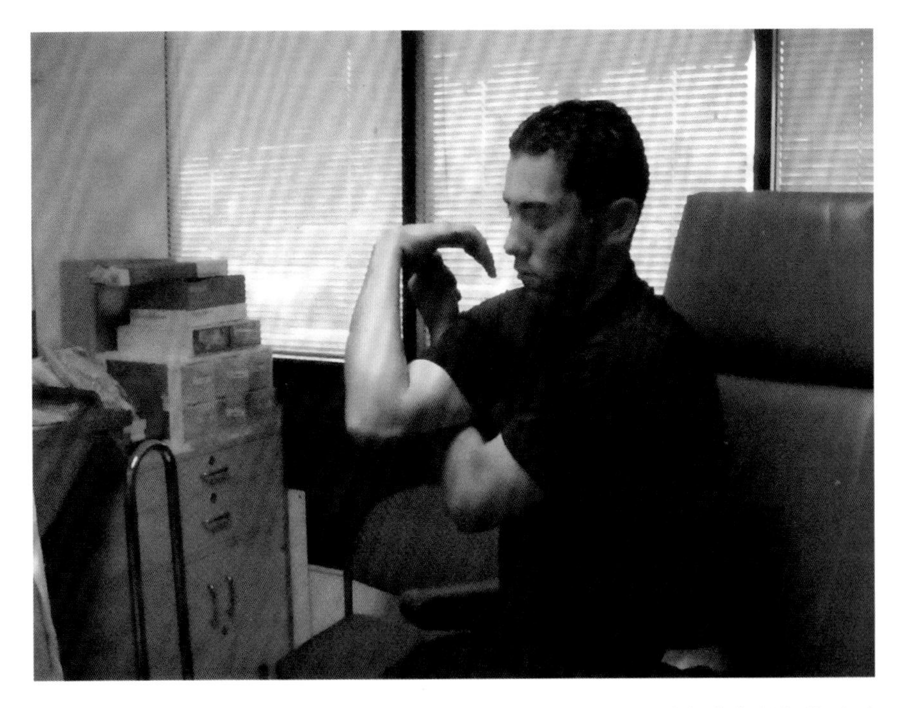

图 6.3 挤奶法。患者用对侧臂帮助稳定伤侧的肩部，并通过牵拉伤侧的拇指对肘关节施加外翻应力。检查者触诊肘关节内侧关节间隙。（Reprinted with permission from Hariri[42]）

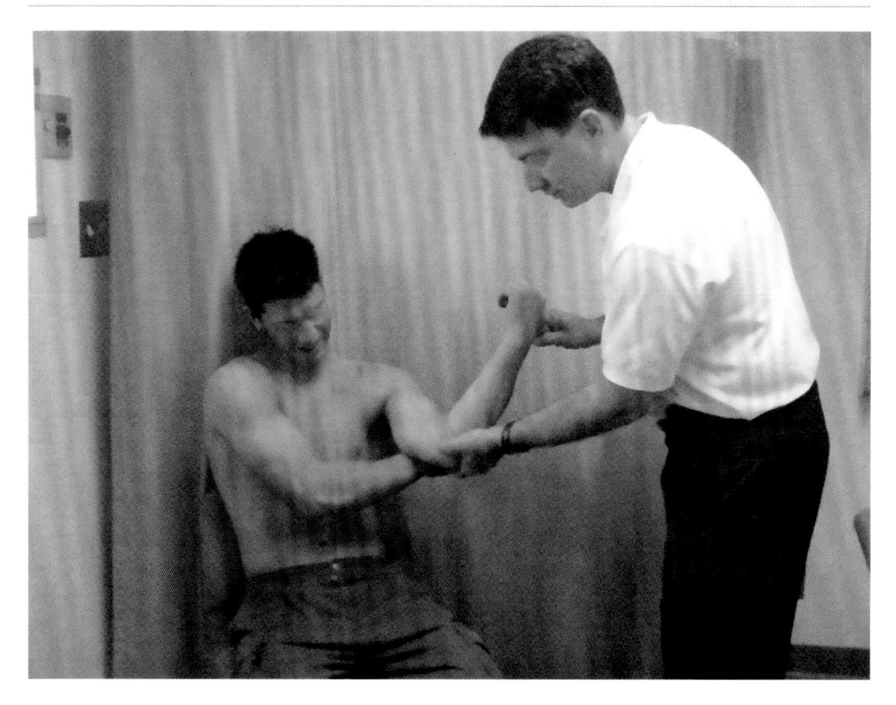

图 6.4 改进的挤奶法。患者通过对侧上臂锁定被检查侧的肩部。检查者将患者肘关节置于屈曲 70° 位，并牵拉被检者的拇指对患者肘关节施加外翻应力，然后通过另一只手触诊肘关节内侧关节间隙。（Reprinted with permission from Hariri[42]）

便如此，外翻松弛在体格检查时可能很轻微，文献发现在术前检查时 26%~82% 的患者出现外翻松弛阳性[20, 21]。Timmerman 及其同事发现，对于检查尺侧副韧带前束异常，外翻应力试验只有 66% 的敏感性和 60% 的特异性[22]。

6.1.3 关节镜诊断

关节镜检查已成为确诊肘关节外翻不稳定的重要工具。然而，只有部分尺侧副韧带能在关节镜检查中被观察到。Timmerman 和 Andrews 在一项尸体研究中发现，通过前外侧入路能观察到 20%~30% 的前斜韧带，通过后外侧入路能观察到 30%~50% 的后斜韧带（图 6.6）[4]。他们发现在屈肘 70° 时从前外侧入路可以观察到，若前斜韧带完好，则可看到肱

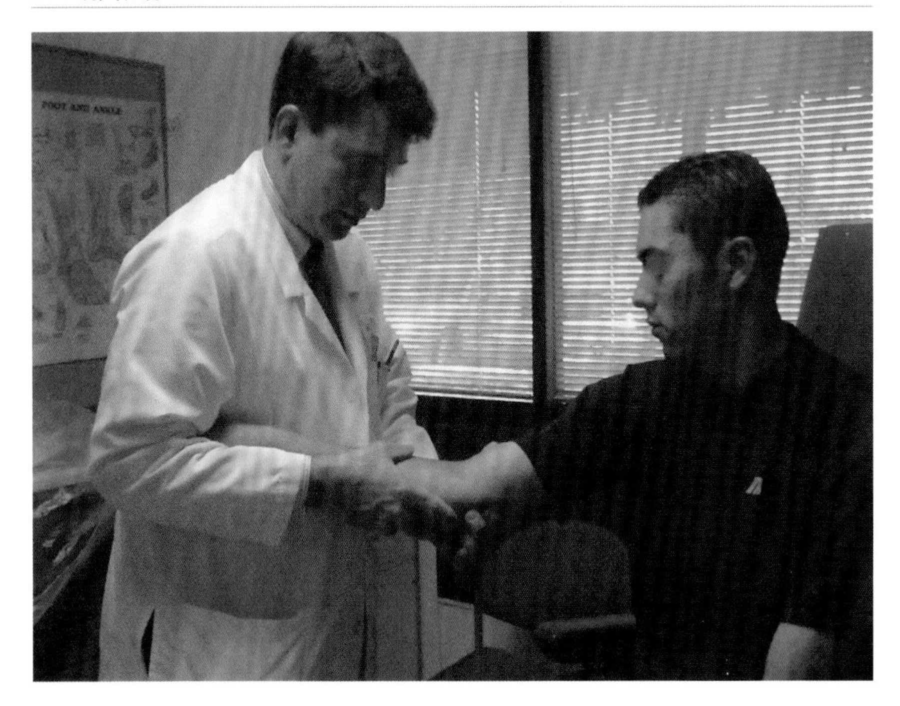

图 6.5 外展外翻应力试验。在患者肘关节屈曲 30° 位时对肘关节施加外翻应力。触诊尺侧副韧带的压痛以及内侧关节间隙的增宽情况。（Reprinted with permission from Hariri[42]）

尺关节在肘关节外翻应力下张开少于 1mm；当完全切断前斜韧带后，肱尺关节在外翻应力下可张开 3~5mm（图 6.7）。Field 和 Altcheck 也在尸体上对尺侧副韧带切断后的肘关节内侧间隙进行关节镜量化，他们发现在前斜韧带完整时肘关节内侧间隙没有张开，在前斜韧带横行切断后张开 1~2mm[23]。这些研究提示，虽然对前斜韧带的状态进行直接的关节镜评估是困难的，但是关节镜检查可以通过在外翻应力下量化内侧肱尺关节间隙的张开情况，从而间接明确前斜韧带功能不全。在关节镜下确诊前斜韧带功能不全后可行开放手术，以恢复肘关节内侧的稳定。

6.1.4 关节镜治疗

肘关节复杂的骨性结构、尺侧副韧带关节外附着点的复杂性以及

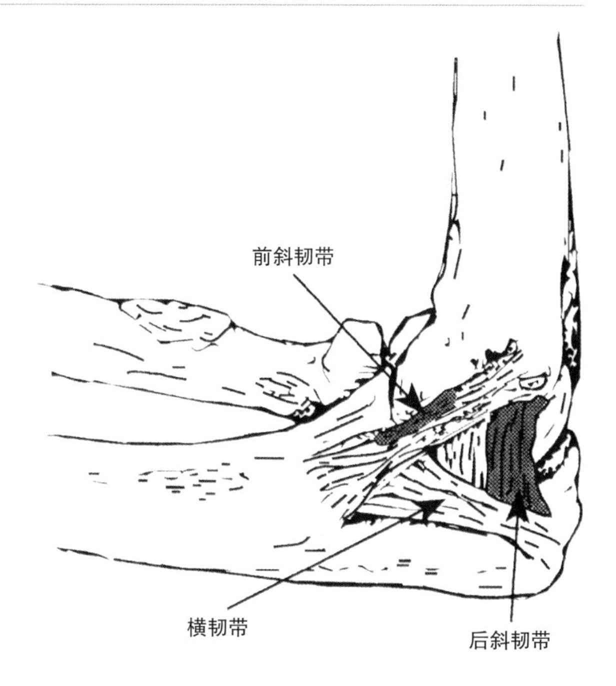

图 6.6 镜下观察到的前斜韧带及后斜韧带部分。(Reprinted with permission from Timmerman and Andrews[4])

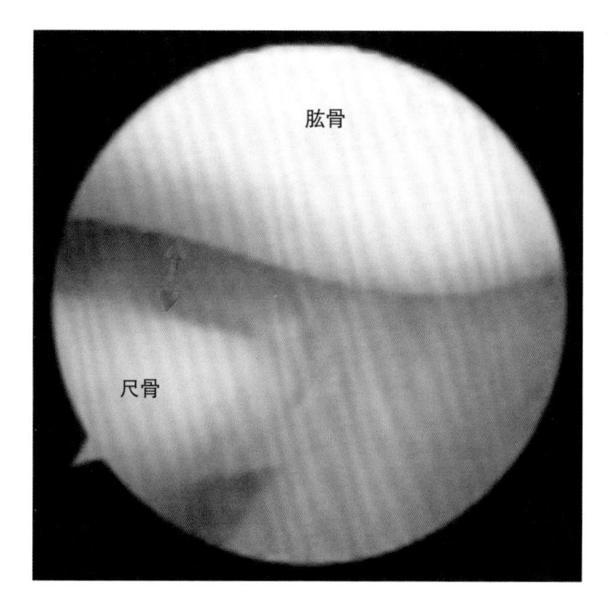

图 6.7 在肘关节外翻应力下,肱尺关节间隙增宽。(Courtesy of Marc Safran, MD, Redwood City, CA.)

其近端毗邻尺神经，这些因素限制了前斜韧带的镜下重建。尽管如此，关节镜可以用来作为治疗尺侧副韧带功能不全造成的远期后遗症的重要工具。伸肘外翻过度负荷造成的后内侧尺骨鹰嘴骨赘可以通过镜下清除，其较开放手术有更小的创伤。

需要强调的是，对于伸肘外翻过度负荷的患者应充分评估尺侧副韧带功能不全的情况。Andrews 和 Timmerman 报道，25% 的棒球运动员在尺骨鹰嘴清创术后会出现肘关节不稳定并需要行尺侧副韧带重建术[24]。这些患者是否在骨赘清除术之前就存在外翻不稳定并在清除骨赘后才表现出来？抑或是切除骨赘后导致了额外的韧带过度负荷？这一疑问还不清楚。然而，生物力学研究显示在依次部分切除后内侧尺骨鹰嘴后，尺侧副韧带的张力及外翻不稳定会逐渐增加[25, 26]。这些研究提示，肘关节后侧的清除术仅限于清除骨赘，以保留尺骨的稳定功能。

相对于开放手术而言，镜下取出游离体比较容易，且并发症较少。肘关节的 CT 和（或）MRI 关节造影检查可以帮助确认游离体的数量和位置，然而游离体在手术时可能会移动。影像学研究有助于确认游离体的数量，术者需要取出在术前确认的所有游离体，但是更小的游离体可能还会存在。前侧的游离体通常可在桡尺关节近端周围发现，而后侧的游离体通常在后内侧、后外侧沟及尺骨鹰嘴窝中。

6.2 肘关节后外侧旋转不稳定

后外侧旋转不稳定（posterolateral rotatory instability, PLRI）是肘关节的一组临床综合征，最早由 O' Driscoll 及其同事于 1991 年描述[27]，当时他们报道了 5 例后外侧旋转不稳定患者。该病最常见的原因是肘关节急性半脱位及脱位后造成的外侧副韧带复合体的创伤性损伤，并导致肘关节外侧的疼痛和复发性不稳定。急性肘关节脱位的治疗通常采取在前臂完全内翻位状态下佩戴铰链式肘部支具 4~6 周。经非手术治疗的患者出现复发性不稳定时，需要接受开放手术行韧带的重建或者修复。最近，关节镜技术已成为诊断和治疗这些损伤的重要工具。

6.2.1 解剖及病理生理学

肘关节的外侧稳定由软组织的静态性限制、动力性限制以及肘关节的骨性结构维持。肘关节外侧副韧带复合体由四部分构成：桡侧副韧带（radial collateral ligament, RCL）、外侧尺副韧带（lateral ulnar collateral ligament, LUCL）、附属外侧副韧带、环状韧带（图 6.8）[2]。外侧尺副韧带和桡侧副韧带均起自肱骨外上髁，其韧带纤维在此不易区分。桡侧副韧带从肱骨外上髁向远端扩展并和环状韧带混合，附着于桡骨切迹的前后缘[28]。外侧尺副韧带向远端扩展直接附着于旋后肌嵴结节[2]。

为了阐明肘关节外侧结构对肘关节稳定性的相应作用，有人进行了对照的实验室研究。McAdams 及其同事在尸体标本上通过镜下将桡侧副韧带和外侧尺副韧带切断，发现单独切断上述韧带后并没有发生肘关节不稳；然而，当两条韧带都被切断后，通过轴移试验会发现明显的不稳定[29]。另外，他们发现在松解尺侧副韧带后再松解常见的伸肌止点，会进一步加重肘关节不稳定，并可导致完全不稳定[29]。Cohen 和 Hastings 确认了外侧副韧带复合体是后外侧旋转不稳定的主要限制结构，伸肌群、筋膜束带、肌间隔为后外侧旋转不稳定提供次要限制作用[28]。Dunning 及其同事也阐明，同时切断桡侧副韧带和外侧尺副韧带是诱发肘关节不稳定的必要条件[30]。然而，尸体模型与临床实际是有区别的，2/3 需要接受手术的后外侧旋转不稳定患者，会同时有韧带和伸肌肌腱自肱骨外上髁部位的断裂，这进一步支持了肌肉和韧带结构在维持肘关节外侧稳定中的重要作用[31]。

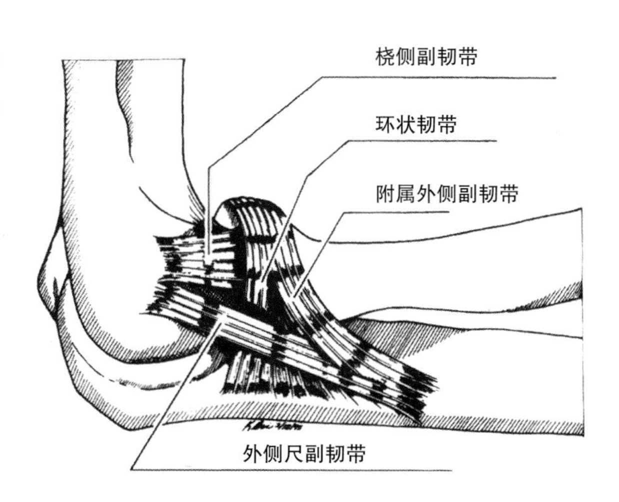

图 6.8 肘关节外侧韧带的解剖。（Reprinted with permission from Safran[40]）

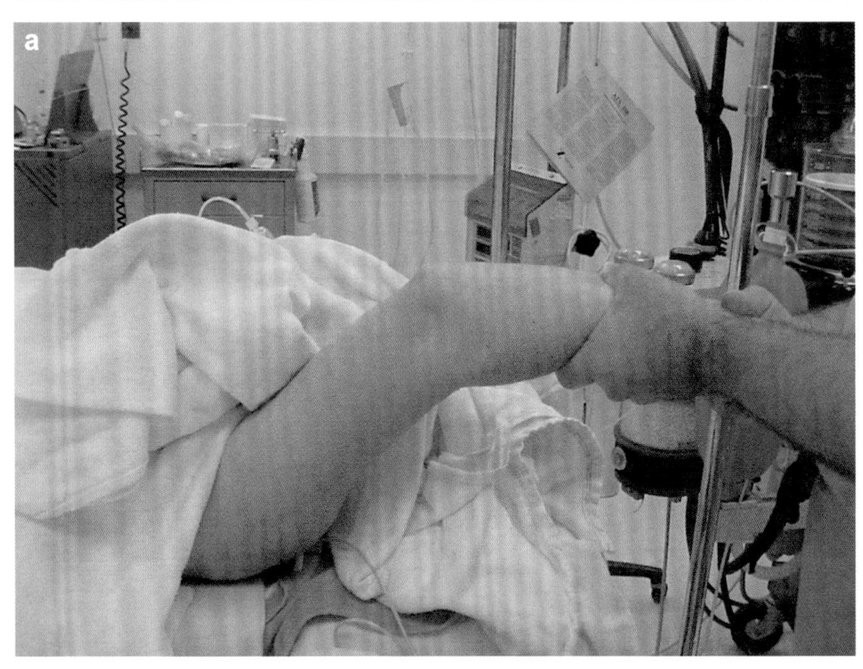

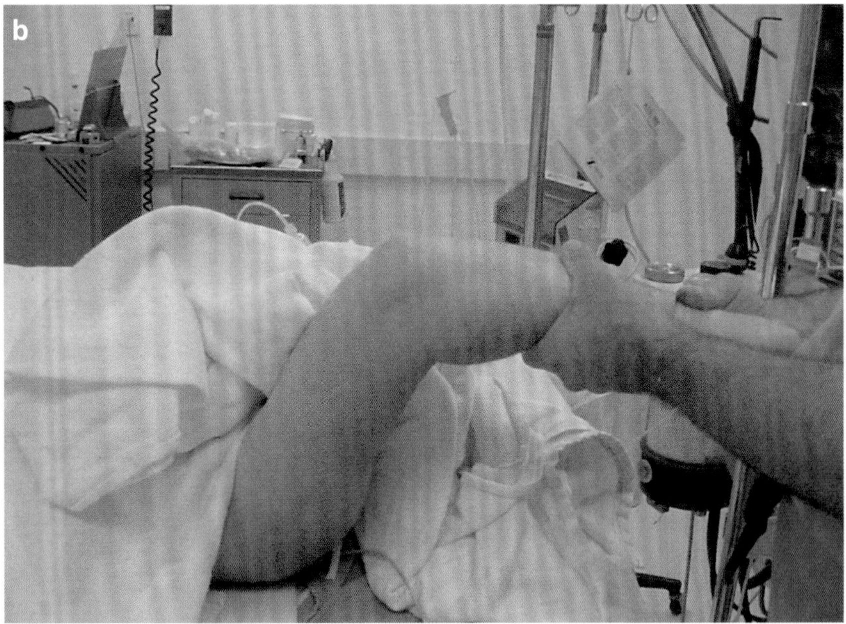

临床上造成肘关节外侧稳定结构损伤并导致后外侧旋转不稳定的损伤机制，包括前臂旋后同时伴有肘关节外翻和轴向负荷[32]。在这些外力的综合作用下，导致肘关节周围韧带和关节囊撕裂。在损伤的初始阶段，外侧副韧带复合体断裂并导致后外侧旋转不稳定，表现为肱桡关节及肱尺关节半脱位。进而外力传导至剩余的完整组织——前、后关节囊，并导致关节囊撕裂和不完全脱位。损伤严重时，可进一步导致内侧尺副韧带的后斜韧带断裂，仅存前斜韧带完整，并引起肘关节后脱位。

6.2.2 病史和体格检查

后外侧旋转不稳定患者大部分既往有肘关节脱位或创伤病史，但在慢性肘内翻畸形[33]和既往有肱骨外上髁炎松解术[34]的患者中也有报道。后外侧旋转不稳定的临床表现多种多样，包括肘外侧疼痛、机械症状（如咔哒声、弹响、撞击、交锁）以及复发性不稳定等。患者常主诉肘关节无力或感觉像滑出正常位置，尤其是在肘关节轻度屈曲、前臂旋后位负重时，例如用手支撑扶手并从椅子上站起。

体格检查时患者上肢肌力和肘关节活动度一般正常，在外侧副韧带复合体周围没有或仅有轻度压痛。虽然常规的查体很难发现后外侧旋转不稳定，但一些激发试验可以诱发不稳定症状。后外侧旋转不稳定试验：前臂旋后并对肘关节施以外翻以及轴向的力，然后从完全伸直位屈曲肘关节（图6.9）[27]。后外侧旋转不稳定试验的阳性表现为：全麻患者半脱位的桡骨小头复位；清醒患者在检查期间的恐惧感[27]。最近，Regan和Lapner描述了另外两个恐惧试验：椅子征和俯卧撑征[35]。椅子征：让患者屈肘90°、前臂旋后，并从椅子上用手撑着扶手站起（图6.10）。阳性表现为：在撑起过程中肘关节勉强达到完全伸直位。俯卧撑征：让患者屈肘90°、前臂旋后、臂外展宽于肩宽并从地上撑起（图6.11）。阳性表现为：在肘关节接近伸直位时患者有恐惧感和警觉感。对清醒患者而言，这些恐惧试验被认为比后外侧旋转不稳定试验更敏感[35]。

◀**图6.9** 后外侧旋转不稳定试验。前臂旋后，在伸直位对肘关节施加外翻及轴向的力（a）。然后屈曲肘关节（b），如果存在后外侧旋转不稳定，会看到脱位的桡骨小头复位。（Courtesy of Marc Safran, MD, Redwood City, CA.）

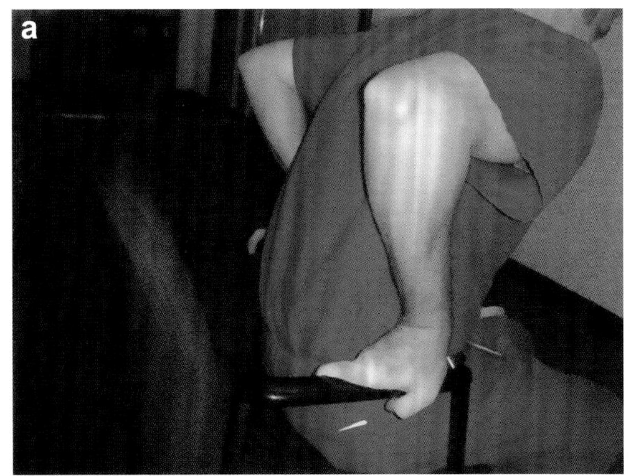

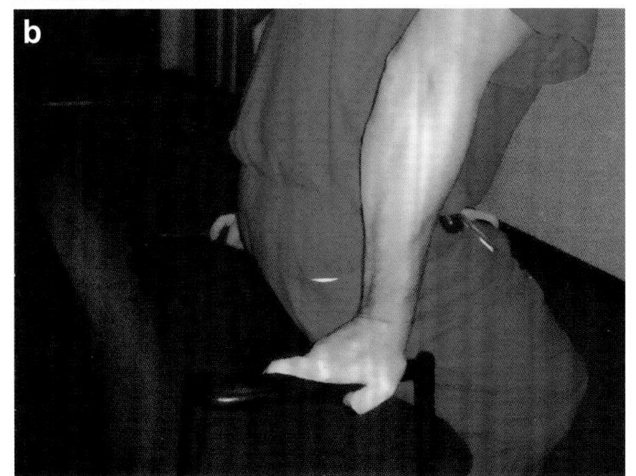

图 6.10 椅子征。患者在肘关节屈曲 90°、前臂旋后的情况下，前臂支撑从椅子上撑起（a）。阳性表现为肘关节勉强能完全伸直（b）。（Courtesy of Marc Safran, MD, Redwood City, CA.）

6.2.3 关节镜诊断

对于疑似后外侧旋转不稳定病例，若体格检查无法准确判断，关节镜检查是一种有效的诊断工具。常规诊断性关节镜检查后，通过前外侧入路观察肱桡关节，同时在屈肘 90° 位将前臂旋后 [36]。存在后外侧旋转不稳定的患者，镜下可看到桡骨小头的旋转以及从环状韧带的半脱位，而正常的患者可看到旋转但无半脱位（图 6.12）[36]。在行后间室的关节镜检查时也可观察到这一现象。在检查后外侧沟时，屈肘并将前臂旋后，可看到桡骨小头向后方的半脱位。后外侧旋转不稳定患者也会出现“通

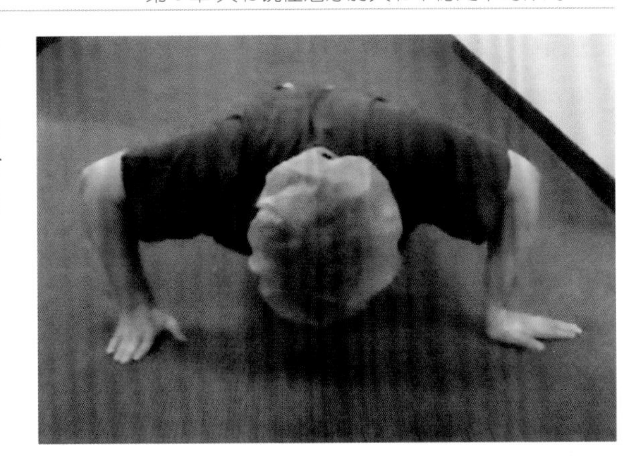

图 6.11 俯卧撑征。患者在前臂旋后位行俯卧撑。阳性表现为肘关节伸直时有恐惧感。(Courtesy of Marc Safran, MD, Redwood City, CA.)

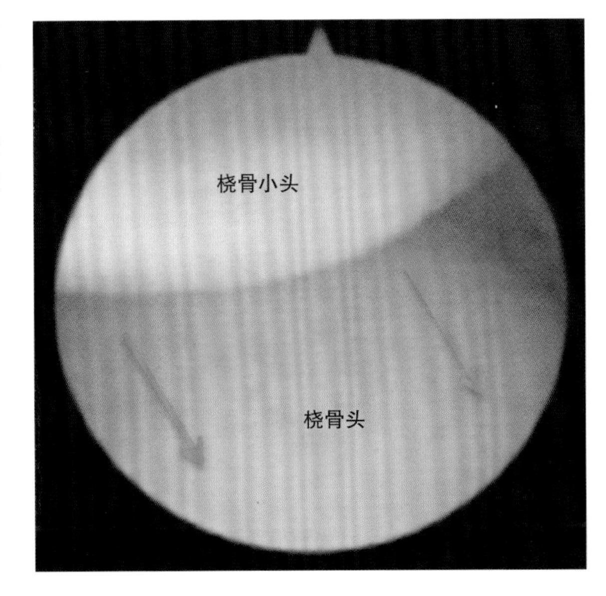

图 6.12 后侧入路镜下观察到，在行后外侧旋转不稳定试验时桡骨小头向后半脱位。(Courtesy of Marc Safran, MD, Redwood City, CA.)

过试验”阳性，即关节镜可从后外侧入路经过外侧沟伸到肱尺关节的外侧面 [37]。

6.2.4 关节镜治疗

为了治疗那些保守治疗无效且进展为功能损伤的外侧旋转不稳定患者，镜下外侧副韧带复合体修复术、折叠术得以发展 [36, 38, 39]。外侧副韧带复合体从其肱骨止点急性或慢性撕脱时，可行镜下修复术[38]。从后正中入路观察，韧带撕脱的位置位于肱骨后方的外侧面，通常在尺骨鹰嘴窝正外侧略低的位置。缝合锚置于外侧副韧带复合体肱骨原始止点处，缝线通过韧带未损伤的部分，在肘关节完全伸直的情况下于肘部肌肉下方打结，这样可将韧带修复于其肱骨止点。

镜下折叠术通常用于外侧副韧带复合体慢性松弛的患者[36, 38, 39]。这一手术按以下步骤进行：将 4~7 根可吸收缝线斜行穿过外侧副韧带复合体，从韧带尺骨附着点远端开始，逐渐向近端顺序缝合；缝线末端通过外侧副韧带复合体肱骨起点的下方，并依次拉紧韧带，通过皮肤小切口打结于关节囊外面。如果折叠术后患者依然有后外侧旋转不稳定试验时后方半脱位，可在肱骨外上髁上等距置入缝合锚，然后将整个折叠的复合体拉回肱骨起点。Savoie 及其同事报道了 61 例因外侧旋转不稳定行手术的患者，发现镜下手术及开放手术均能明显改善患者的主观感受及客观结果[38]。

（赵金柱　徐卫东　译）

参考文献

1. Waris W (1946) Elbow injuries of javelin-throwers. Acta chirurgica Scandinavica 93:563–575
2. Morrey BF, An KN (1985) Functional anatomy of the ligaments of the elbow. Clin Orthop 201:84–90
3. O'Driscoll SW, Jaloszynski R, Morrey BF et al (1992) Origin of the medial ulnar collateral ligament. J Hand Surg [Am] 17:164–168
4. Timmerman LA, Andrews JR (1994) Histology and arthroscopic anatomy of the ulnar collateral ligament of the elbow. Am J Sports Med 22:667–673
5. Fuss FK (1991) The ulnar collateral ligament of the human elbow joint. Anatomy, function and biomechanics. J Anat 175:203–212
6. Morrey BF, An KN (1983) Articular and ligamentous contributions to the stability of the elbow joint. Am J Sports Med 11:315–319
7. Regan WD, Korinek SL, Morrey BF et al (1991) Biomechanical study of ligaments around the elbow joint. Clin Orthop 271:170–179
8. Callaway GH, Field LD, Deng XH et al (1997) Biomechanical evaluation of the medial collateral ligament of the elbow. J Bone Joint Surg Am 79:1223–1231
9. Morrey BF, Tanaka S, An KN (1991) Valgus stability of the elbow. A definition of primary and secondary constraints. Clin Orthop 265:187–195
10. Ahmad CS, Lee TQ, Elattrache NS (2003) Biomechanical evaluation of a new ulnar collateral ligament reconstruction technique with interference screw fixation. Am J Sports

Med 31:332–337
11. Fleisig GS, Andrews JR, Dillman CJ et al (1995) Kinetics of baseball pitching with implications about injury mechanisms. Am J Sports Med 23:233–239
12. Ahmad CS (2004) Elbow medial ulnar collateral ligament insufficiency alters posteromedial olecranon contact. Am J Sports Med 32:1607–1612
13. Wilson FD, Andrews JR, Blackburn TA et al (1983) Valgus extension overload in the pitching elbow. Am J Sports Med 11:83–88
14. Rahusen FT, Brinkman JM, Eygendaal D (2009) Arthroscopic treatment of posterior impingement of the elbow in athletes: a medium-term follow-up in sixteen cases. J Shoulder Elbow Surg 18:279–282
15. Hotchkiss RN, Weiland AJ (1987) Valgus stability of the elbow. J Orthop Res 5:372–377
16. Safran MR (2004) Ulnar collateral ligament injury in the overhead athlete: diagnosis and treatment. Clin Sports Med 23:643–663
17. Safran MR, Caldwell GL, Fu FH (1996) Chronic instability of the elbow. In Peimer CA (ed) Surgery of the hand and upper extremity. McGraw-Hill, New York, pp 467–490
18. O'Driscoll SWM, Lawton RL, Smith AM (2005) the moving valgus stress test for medial collateral ligament tears of the elbow. Am J Sports Med 33:231–239
19. Safran MR, Mcgarry MH, Shin S et al (2005) Effects of elbow flexion and forearm rotation on valgus laxity of the elbow. J Bone Joint Surg Am 87:2065–2074
20. Azar FM, Andrews JR, Wilk KE et al (2000) Operative treatment of ulnar collateral ligament injuries of the elbow in athletes. Am J Sports Med 28:16–23
21. Thompson W (2001) Ulnar collateral ligament reconstruction in athletes: muscle-splitting approach without transposition of the ulnar nerve. J Shoulder Elbow Surg 10:152–157
22. Timmerman LA, Schwartz ML, Andrews JR (1994) Preoperative evaluation of the ulnar collateral ligament by magnetic resonance imaging and computed tomography arthrography. Evaluation in 25 baseball players with surgical confirmation. Am J Sports Med 32:26–31
23. Field LD, Altchek DW (1996) Evaluation of the arthroscopic valgus instability test of the elbow. Am J Sports Med 24:177–181
24. Andrews JR, Timmerman LA (1995) Outcome of elbow surgery in professional baseball players. Am J Sports Med 23:407–413
25. Kamineni S, Elattrache NS, O'Driscoll SW et al (2004) medial collateral ligament strain with partial posteromedial olecranon resection. A biomechanical study. J Bone Joint Surg Am 86:2424–2430
26. Kamineni S, Hirahara H, Pomianowski S et al (2003) Partial posteromedial olecranon resection: a kinematic study. J Bone Joint Surg Am 85:1005–1011
27. O'Driscoll SW, Bell DF, Morrey BF (1991) Posterolateral rotatory instability of the elbow. J Bone Joint Surg Am 73:440–446
28. Cohen MS, Hastings H (1997) Rotatory instability of the elbow. The anatomy and role of the lateral stabilizers. J Bone Joint Surg Am 79:225–233
29. Mcadams TR, Masters GW, Srivastava S (2005) The effect of arthroscopic sectioning of the lateral ligament complex of the elbow on posterolateral rotatory stability. J Shoulder Elbow Surg 14:298–301
30. Dunning CE, Zarzour ZD, Patterson SD et al (2001) Ligamentous stabilizers against posterolateral rotatory instability of the elbow. J Bone Joint Surg Am 83A:1823–1828
31. Mckee MD, Schemitsch EH, Sala MJ et al (2003) The pathoanatomy of lateral ligamentous disruption in complex elbow instability. J Shoulder Elbow Surg 12:391–396
32. O'Driscoll SW, Morrey BF, Korinek S et al (1992) Elbow subluxation and dislocation. A spectrum of instability. Clin Orthop. 280:186–197
33. O'Driscoll SW, Spinner RJ, Mckee MD et al (2001) Tardy posterolateral rotatory instability

of the elbow due to cubitus varus. J Bone Joint Surg Am 83A:1358–1369
34. Morrey BF (1992) Reoperation for failed surgical treatment of refractory lateral epicondylitis. J Shoulder Elbow Surg 1:47–55
35. Regan W, Lapner PC (2006) Prospective evaluation of two diagnostic apprehension signs for posterolateral instability of the elbow. J Shoulder Elbow Surg 15:344–346
36. Smith JP, Savoie FH 3rd, Field LD (2001) Posterolateral rotatory instability of the elbow. Clin Sports Med 20:47–58
37. Yadao MA, Savoie FH 3rd, Field LD (2004) Posterolateral rotatory instability of the elbow. Instr Course Lect 53:607–614
38. Savoie FH 3rd, Field LD, Gurley DJ (2009) Arthroscopic and open radial ulnohumeral ligament reconstruction for posterolateral rotatory instability of the elbow. Hand Clin 25:323–329
39. Savoie FH 3rd, O'Brien MJ, Field LD, Gurley DJ (2010) Arthroscopic and open radial ulnohumeral ligament reconstruction for posterolateral rotatory instability of the elbow. Clin Sports Med 29:611–618
40. Safran MR (1995) Elbow injuries in athletes. Clin Orthop 310:260
41. Safran MR (2003) Injury to the ulnar collateral ligament: diagnosis and treatment. Sports Med Arthrosc Rev 11:17
42. Hariri S, Safran MS (2010) Ulnar collateral ligament injury in the overhead athlete. Clin Sports Med 29(4):619–644

第 7 章 肘关节周围内镜技术

Duncan Thomas McGuire, Gregory Ian Bain

7.1 引言

目前，肘关节镜技术开展良好；但是，肘关节周围软组织内镜技术相对较新，这项技术因新技术及设备的进步才得以开展。随着手术技术的进步及支持这些技术的论文的发表，肘关节周围软组织内镜手术将可能成为常用的临床操作技术。

熟练的开放手术技术是任何软组织内镜技术的基础。为了患者的安全或当内镜手术无法完成时，需要将开放手术作为“后援”。在考虑其他微创技术时，开放手术技术也是治疗的金标准。如何选择这些技术，最重要的参考是是否会导致周围神经血管损伤。所以，首先应全面了解肘关节的外科解剖。

肘关节周围内镜技术有“干”、“湿”两种手术方法。湿法内镜技术和其他关节镜技术相似，可能用到电切、磨钻、电凝等，主要通过灌注液扩张观察腔隙、冲洗碎屑。干法内镜技术则避免液体外渗，依赖于其

D. T. McGuire · G. I. Bain
Department of Orthopaedics and Trauma, Royal Adelaide Hospital, Adelaide, SA, Australia

G. I. Bain (✉)
Department of Orthopaedics and Trauma, University of Adelaide, Adelaide, SA, Australia
e-mail: greg@gregbain.com.au; gregbain@internode.on.net

L. A. Pederzini (ed.), *Elbow Arthroscopy*,
DOI: 10.1007/978-3-642-38103-4_7, © ISAKOS 2013

他方法来扩张腔隙。

7.2 内镜下肘管松解

尺神经在肘关节水平处卡压，是仅次于腕管综合征的上肢神经卡压[1, 2]。治疗方法包括切开或内镜下肘管松解，同时前置或不前置尺神经。荟萃分析显示，原位松解和前置尺神经临床效果相当，且并发症少[3, 4]。内镜下松解和开放松解效果相当，但内镜下松解具有微创、切口小、神经的供养血管损伤小、恢复快的优点[1, 5]。一项前瞻性研究对比这两种技术，结果显示内镜下松解患者的肘关节疼痛、瘢痕压迫、肘关节中间感觉异常等并发症更少，且满意度更高[1]。

尺神经松解部位通常在Struthers弓、尺骨隧道（最常见）和尺侧腕屈肌边缘从距内上髁近端平均8cm、远端平均5cm的范围[2]。内镜下肘管松解的指征是腕管综合征经保守治疗失败；禁忌证包括占位性疾病、做过尺神经松解或移位、严重的肘关节挛缩需要松解[1, 6]。目前，不稳定的尺神经前置也能在内镜下完成。

目前，文献描述了多种尺神经松解的内镜技术。作者介绍了使用Agee Micro Aire腕管内镜器械的技术[2]，这种器械有一个带有扳机的手枪柄样的手柄，扳动后可以马上激活一个活动刀片并在内镜的顶端形成一个保护套，可在直视下看到刀片和要切断的组织，释放扳机后刀片可以快速简易地从创口内收缩回来。尸体研究证实了该装置的安全性和可重复性[2]。

7.2.1 内镜下肘管松解的手术技术

在全身麻醉下，患者取侧卧位，手术侧手臂垫于软垫上，上臂绑充气止血带。干法内镜操作技术无需灌洗液。在肱骨内上髁和鹰嘴之间做3cm纵向切口，钝行分离至肘部支持带水平，其纤维走行和尺侧腕屈肌腱膜相垂直。在支持带上开一小窗，将Agee器械置入肘管内，直视下放在神经旁边（图7.1a），器械同时从远近两端松解束紧组织，应确保支持带一直在视野内，尺神经及其分支不受损伤[1, 2]（图7.1b）。再次插入器械，确保减压充分。康复锻炼包括早期关节活动度练习和可以耐受的日常活动。

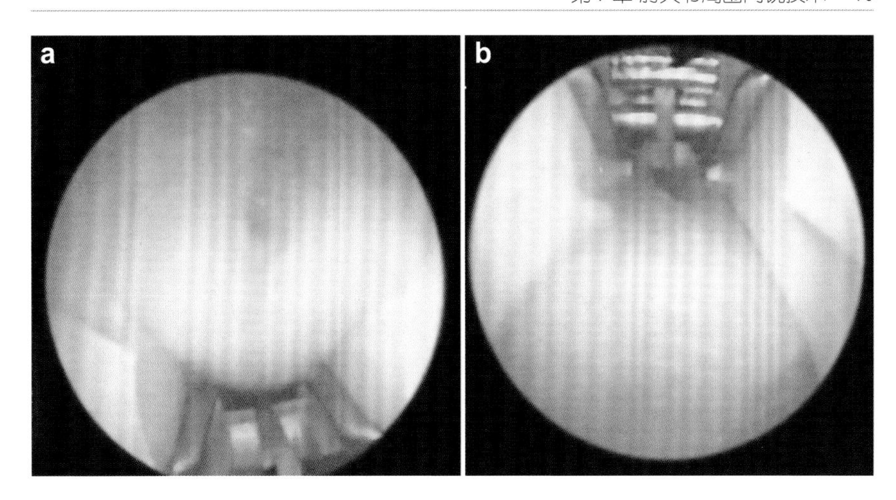

图 7.1 （a）内镜下使用 Agee 装置进行尺神经松解，内镜下可见到尺神经及其血管。（b）内镜下尺神经松解，旋转镜头和套管，以保护神经和暴露韧带。扳机被激活后可以使用刀。撤出装置时刀即可松解肘部韧带。

其他技术包括 Hoffman（Storz）、Cobb（Integra）和 Tsa（玻璃管）[6, 8]。Hoffman 技术使用了一系列用于改进内镜外科技术的器械[7]，用一个隧道钳在皮下做腔，放入一个带有罩盖的内镜，支撑起内镜工作腔隙，腔隙内可进入剪刀和电凝。Cobb 技术使用 Integra EndoRelease 系统，它带有一个专门为肘管松解设计的套管，可在松解肘腕管时保护尺神经[6]。Tsai 技术使用玻璃管建立内镜工作腔隙并可以引入半月板刀[8]（图 7.2）。

7.2.2 内镜下尺神经前置手术技术

在内上髁前方深筋膜水平做皮下工作腔，完成标准尺神经前置。辨认内侧肌间隔并切开。仔细操作，保护或凝烧邻近血管，将尺神经移位至内上髁的前方。前臂近端切开的深筋膜要用倒刺缝线修复，以防形成切口疝。向神经的远、近端探查，防止神经扭折。确定神经无扭折、移植床足够后，将皮下脂肪和内上髁的软组织缝合在一起。石膏固定肘关节于屈曲位一周，使软组织愈合、神经和移植床之间固定。

作者也曾做过近端的正中神经和桡神经移位，先是切开探查神经，

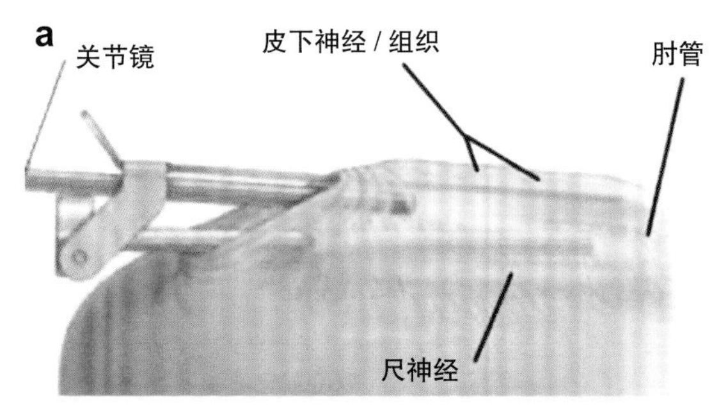

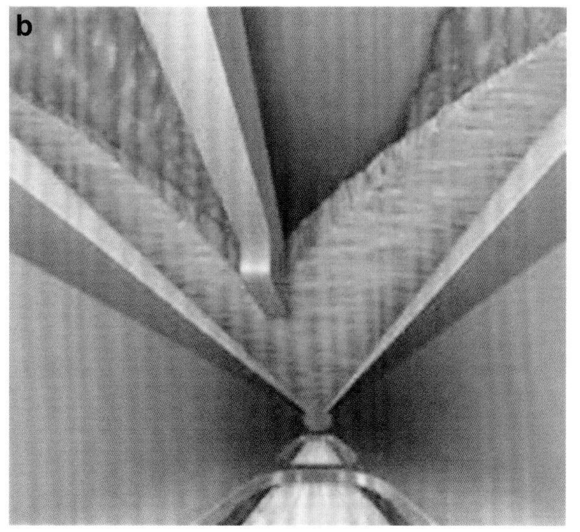

图 7.2 (a, b) 使用 Integra 装置进行尺神经松解的技术。在套管下方清楚看到尺神经后，用刀片将其上的筋膜安全地切开。

然后在内镜下做松解。这样能减少操作的并发症，保证其安全。

7.3 鹰嘴滑囊切除术

鹰嘴滑囊炎是肘关节最多见的体表滑囊炎[9]。其中，化脓性滑囊炎占 1/3，无菌性滑囊炎占 2/3[10]。这两种滑囊炎是不同的临床情况，化脓性滑囊炎由金黄色葡萄球菌[11]引起，需进行细菌培养、引流、冲洗、抗菌等治疗；也可以通过湿法内镜技术来完成，在囊腔的远、近端做入路，内镜下切除炎性肉芽，入路不缝合，用于冲洗和引流分泌物。

无菌性尺骨鹰嘴滑囊炎可由局部反复创伤、类风湿关节炎、痛风、羟基磷灰石结晶沉积病、软骨钙质沉着症引起[11, 12]，保守治疗无效时可以考虑手术，传统方法是切开切除滑囊，但切口愈合往往不好。内镜手术可以采用干法或试法技术均可，入路从鹰嘴健康皮肤处进入，伤口愈合比传统切开手术快得多。

湿法内镜技术包括内镜器械进入，由内向外切除滑囊，直到看到正常组织。据文献报道，内镜下手术有很好的临床疗效，包括伤口愈合快、再手术率低、住院时间短等优点[13, 14]（图 7.3a）。作者现在首选干法内镜技术，从皮下游离滑囊并切除。

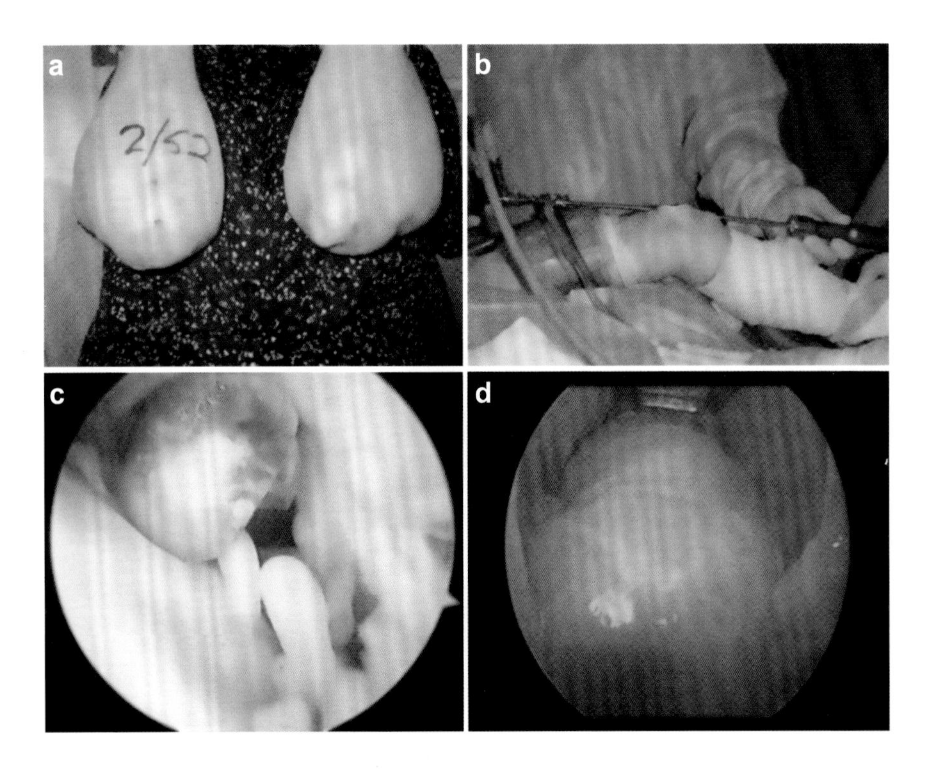

图 7.3 （a）双侧的鹰嘴滑囊炎。内窥镜下右侧鹰嘴滑囊切除术后 2 周。目前最糟糕的一侧已经完全切除。（b）采用湿性技术进行鹰嘴滑囊内视镜检查。（c）鹰嘴滑囊内视镜检查，采用湿性技术将切除器由内向外清理滑膜。（d）干性鹰嘴内镜技术，如上面的视野所见，它提供了一个操作空间，使滑囊可以从鹰嘴和皮下组织间被切开，然后用咬骨钳将其除去。

7.3.1 手术技术（湿法技术）

患者取侧卧位，手臂垫于软垫上，上臂绑充气止血带（图 7.3b）。在滑囊中线距边缘远、近两端约 2cm 远处分别做两个约 1.5cm 的纵向切口。用生理盐水灌注，将内镜置入滑囊后由内向外切除滑囊，直到看到正常的三头肌肌腱附着处和尺骨鹰嘴（图 7.3c）。注意保护皱褶的皮肤，以免穿破，否则会形成难以愈合的窦道。

7.3.2 手术技术（干法技术）

作者目前更喜欢使用干法技术切除尺骨鹰嘴滑囊，使用 Stortz 公司尺神经内镜松解器械[7]。在滑囊远端做一个 2~3cm 切口，进入带保护套的内镜（图 7.3d），皮下组织从滑囊和鹰嘴上膨胀起来，然后再在近端做一个入路，用垂体咬骨钳切除滑囊。类风湿结节可以用同样的方法切除。采用电凝止血，防止术后囊腔积液。

以前我们使用弹力绷带或引流以免反复出现无效腔，现在只要简单地用石膏将肘关节固定于 90° 屈曲位，无效腔自然就闭合了。

7.4 二头肌远端内镜下切除术

二头肌桡骨端切除术适用于二头肌桡骨端滑囊炎或二头肌肌腱远端部分撕裂的患者。二头肌桡骨滑囊部分或者全部包裹二头肌肌腱的远端，从而减低二头肌肌腱和桡骨粗隆间的摩擦力[5]。滑囊炎和肌腱炎会引起疼痛、导致桡神经受压或前臂活动受限[15–17]。

手术适应证是保守治疗无效，包括开放手术或镜下手术。镜下手术可以使视野放大，组织活检和动态观察二头肌肌腱的远端[18, 19]。

7.4.1 外科技术

患者取仰卧位，手臂伸直、旋后，上止血带（图 7.4a）。在肘横纹远端约 2cm 处沿二头肌肌腱做一个 2.5cm 的纵向切口，注意保护前臂外侧皮神经[18–20]。在滑囊的桡侧进入内镜套管和套针，生理盐水灌注，不使用灌注泵，以尽量减少前臂液体外渗。

滑囊围绕着两条由疏松组织笼络在一起的二头肌远端止点区域（图

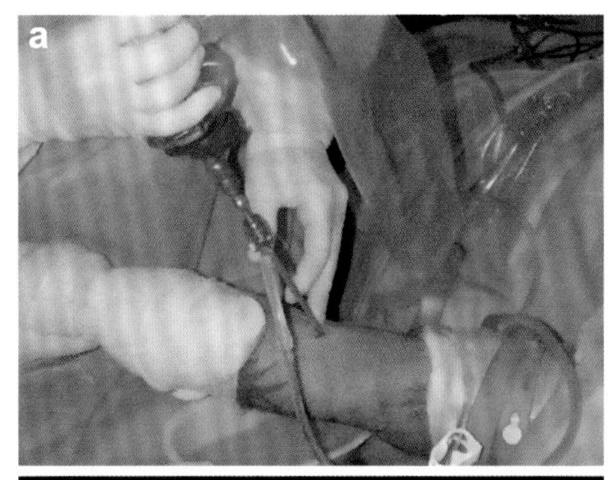

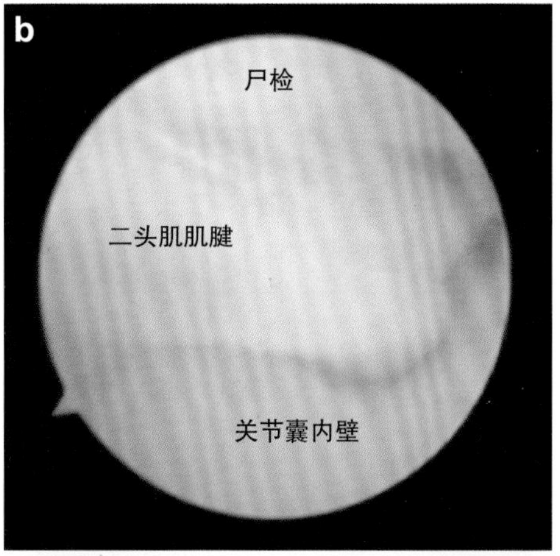

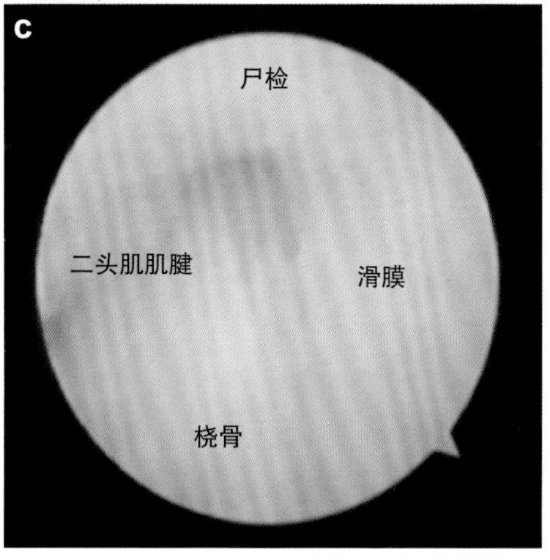

图 7.4 （a）设置远端肱二头肌滑囊内镜检查。（b）内镜下正常尸体的远端肱二头肌肌腱和滑膜。（c）内镜下正常尸体的远端肱二头肌肌腱贴附着桡骨。

7.4b）。二头肌肌腱长头止于桡骨粗隆近端，短头经过长头的前方，呈扇形止于桡骨粗隆的远侧端[21]（图 7.4c）。旋转前臂或在腱的近端绕一条尼龙带进行牵引，可以用探针动态评估二头肌肌腱止点[18]。对于滑囊或者肌腱部分撕裂，可以使用全尺寸刨刀自然灌注下清理。由于存在损伤神经血管的风险，作者不建议使用带吸引和带齿的刨刀，并且刨刀的开口一定要在视野下清楚地看到。

作者曾经在内镜下完成过二头肌肌腱远端完全撕裂的修复术，在内镜下辨认并清理解剖止点，并将肌腱缝回桡骨粗隆上。

7.5 内镜的未来

目前临床应用的大多数内镜技术都是湿法技术，同发展了 40 余年的关节镜技术类似。上肢的干法内镜技术相对较新，却更有发展前景。使用额外的工作入路和开放手术技术，我们能在内镜下完成鹰嘴滑囊切除、松解肘关节周围所有的神经、尺神经前置、缝合深筋膜、打入缝合锚钉并修复二头肌腱远端等手术。

（李　皓　欧阳侃 译）

参考文献

1. Watts AC, Bain GI (2009) Patient-rated outcomes of ulnar nerve decompression: a comparison of endoscopic and open in situ decompression. J Hand Surg Am 34(8):1492–1498
2. Bain GI, Bajhau A (2005) Endoscopic release of the ulnar nerve at the elbow using the Agee device: a cadaveric study. Arthroscopy 21(6):691–695
3. Zlowodzki M, Chan S, Bhandari M, Kalliainen L, Schubert W (2007) Anterior transposition compared with simple decompression for treatment of cubital tunnel syndrome. A meta-analysis of randomized, controlled trials. J Bone Joint Surg Am 89(12):2591–2598
4. Macadam SA, Gandhi R, Bezuhly M, Lefaivre KA (2008) Simple decompression versus anterior subcutaneous and submuscular transposition of the ulnar nerve for cubital tunnel syndrome: a meta-analysis. J Hand Surg Am 33(8):1314 e1–e12
5. Cobb TK, Tyler J, Sterbank P, Lemke J (2008) Efficiency of endoscopic cubital tunnel release. Hand 3:191
6. Cobb TK (2010) Endoscopic cubital tunnel release. J Hand Surg Am 35(10):1690–1697
7. Hoffmann R, Siemionow M (2006) The endoscopic management of cubital tunnel syndrome. J Hand Surg Br 31(1):23–29
8. Tsai TM, Bonczar M, Tsuruta T, Syed SA (1995) A new operative technique: cubital tunnel

decompression with endoscopic assistance. Hand Clin 11(1):71–80
9. Pien FD, Ching D, Kim E (1991) Septic bursitis: experience in a community practice. Orthopedics 14(9):981–984
10. Stell IM (1996) Septic and non-septic olecranon bursitis in the accident and emergency department—an approach to management. J Accid Emerg Med 13(5):351–353
11. Ho G Jr, Tice AD, Kaplan SR (1978) Septic bursitis in the prepatellar and olecranon bursae: an analysis of 25 cases. Ann Intern Med 89(1):21–27
12. Fisher RH (1977) Conservative treatment of distended patellar and olecranon bursae. Clin Orthop Relat Res 123:98
13. Ogilvie-Harris DJ, Gilbart M (2000) Endoscopic olecranon bursal resection: the olecranon bursa and prepatellar bursa. Arthroscopy 16(3):249–253
14. Kerr DR, Carpenter CW (1990) Arthroscopic resection of olecranon and prepatellar bursae. Arthroscopy 6(2):86–88
15. Espiga X, Alentorn-Geli E, Lozano C, Cebamanos J (2011) Symptomatic bicipitoradial bursitis: a report of two cases and review of the literature. J Shoulder Eblow Surg 20(2):e5–e9
16. El Hadidi S, Burke FD (1987) Posterior interosseous nerve syndrome caused by a bursa in the vicinity of the elbow. J Hand Surg Br 12(1):23–24
17. Spinner RJ, Lins RE, Collins AJ (1993) Posterior interosseous nerve compression due to an enlarged bicipital bursa confirmed by MRI. J Hand Surg Br 18(6):753–756
18. Bain GI, Johnson LJ, Turner PC (2008) Treatment of partial distal biceps tendon tears. Sports Med Arthrosc. 16(3):154–161
19. Eames MHA, Bain GI (2006) Distal biceps tendon endoscopy and the anterior elbow arthroscopic portal. Tech Shoulder Elbow Surg 7(3):139–142
20. Bain GI, Johnson LJ, Watts AC (2010) Endoscopic distal biceps repair. Chapter 14 in AANA Advanced Arthroscopy, Wrist and Elbow. Saunders-Elsevier
21. Eames MH, Bain GI, Fogg QA, van Riet RP (2007) Distal biceps tendon anatomy: a cadaveric study. J Bone Joint Surg Am 89(5):1044–1049

第 8 章 肘关节骨折的关节镜治疗

E. Guerra, A. Marinelli, G. Bettelli, M. Cavaciocchi, R. Rotini

8.1 引言

肘关节镜是一个相对较新的外科技术。虽然文献对肘关节镜的首次经验描述可以追溯到 20 世纪 80 年代，但直到最近 15 年该技术应用于系列患者治疗的病例被报道后[1]，才真正受到越来越多的关注。

从定义上讲，关节内骨折治疗不仅需要选择坚强的内固定，同时更强调精准的解剖复位。关节镜技术通过微创方法进入关节能大大改善手术视野，从而使其在关节手术中的实用性得到充分的展示。

2010 年，Peden 等[2]首次在文献中描述了创新的肘关节镜技术，并报道了其在简单骨折治疗中的应用。

文献中对肘关节镜治疗肘关节骨折的手术适应证论述较少[3]，主要适应证包括桡骨小头、肱骨小头、滑车和冠状突等部位骨折。

本章所讨论的肘关节内骨折是指目前关节镜技术对其治疗真正有帮助的类型。同时本章总结了文献中提到的重要手术技术以及作者的个人

E. Guerra · A. Marinelli · G. Bettelli · M. Cavaciocchi · R. Rotini (✉)
Istituto Ortopedico Rizzoli, Via Delle Rose, 12, 40136 Bologna, BO, Italy
e-mail: roberto.rotini@ior.it

L. A. Pederzini (ed.), *Elbow Arthroscopy*,
DOI: 10.1007/978-3-642-38103-4_8, © ISAKOS 2013

经验。

8.2 肱骨小头和滑车骨折（切线骨折）

肱骨小头和滑车骨折是较少见的导致关节畸形的骨折类型。即使不是高能量损伤，如果不立即给予诊断和治疗，都将导致肘关节发生严重僵硬和不稳定[4]。

各种不同的分类方法尝试对骨折形态进行分组，以确定相应正确的处理方法[4-7]。解剖复位对于恢复关节解剖结构和保持外部韧带的适当张力是必要的。

8.2.1 文献报道

文献仅报道了少数临床病例。Feldmann[8]报道了2例带有薄层骨软骨碎片骨折（Regan 和 Morrey Ⅱ型骨折）。在确定没有合并关节不稳定的情况下，作者采用关节镜下通过前内侧和前外侧入路去除了骨折碎片。

2002年，Hardy等[9]描述了通过3个不同的前外侧入路，关节镜下完成Hahn-Steinthal骨折（Regan 和 Morrey Ⅰ型骨折）的复位和固定。为避开桡神经，金属螺丝必须在冠状面由外向内斜向进入关节对软骨下骨进行固定。

2009年，Mitani等[10]报道了新的临床应用病例，提出了实用性操作建议。通过两个简单的前内侧入路和前外侧入路，关节镜下应用探针复位骨软骨碎片；使用探针通过前外侧入路维持复位，然后采用两个金属螺丝钉由后向前完成骨折固定。

2010年，Kuriyama等[11]通过两个入路（前外侧入路和中外侧入路）尝试对两个更为复杂的病例（Dubberley ⅢA 型）进行关节镜下复位内固定（arthroscopic reduction and fixation，ARIF）。其中有1例由关节镜手术转为开放手术，切口仅几厘米。

8.2.2 我们的外科技术经验

从2000年到2012年，我们共治疗了48例Ⅰ型或Ⅱ型切线骨折，其中43例行切开复位内固定术，5例使用小切口技术。我们的关节镜治疗经验始于2004年，当时我们对3例Ⅲ型骨折骨碎片进行了清理手术。最近两年，我们扩大了手术适应证，包括了经严格筛选的Ⅰ型和Ⅱ骨折（5例）。

所有患者术前均应进行肘关节 CT 扫描，以确定骨折形态并找到指向滑车内侧的骨折线或骨软骨压缩性碎片（即所谓的 Hill-Sachs 损伤），这些骨碎片将增加骨折复位的难度。

在开放手术中，伴着后外侧半脱位的近端伸直位 Kocher 入路（可延展的Kocher入路），可轻松处理前间室（可进入内侧滑车）和后间室（处理压缩骨折）病变。

对于肱骨小头和滑车骨折，我们关注的是简单损伤类型。CT 可清楚显示内侧骨折线（指向滑车）或骨软骨碎片和压缩性损伤（肘关节 Hill-Sachs 损伤），这些损伤增加了复位的难度。在关节镜手术过程中，前间室和后外侧沟的骨折必须得到清晰显露（图 8.1）。因此，在我们看来，关节镜下治疗肘关节骨折是一个非常复杂的手术操作过程，单纯选择前外侧入路或后外侧入路是不够的，并且在完成内固定手术前需要反复更换关节镜入路。

术中常可发现外侧副韧带复合体损伤，在开放手术中可以对此进行修复。

另一个需要考虑的方面是内固定的方法。我们强烈建议采用聚乳酸螺丝钉和针顺行固定。在垂直于骨折线方向，将螺丝钉钻入软骨平面以下进行加压固定。如果选择关节镜下应用螺丝钉进行复位固定，为了避免损伤桡神经螺钉应从后方进入。

出于上述考虑，只有极少数符合下列条件的肱骨小头和滑车骨折病例才适用于关节镜下治疗：

- 无后方压缩的Ⅰ型骨折（Hahn-Steinthal）
- Ⅲ型骨折
- 未合并韧带损伤

手术时建议患者采取侧卧位，并用注射用无菌生理盐水反复冲洗。通过这三种适当的关节入路，关节镜保持在内侧入路，通过两个外侧入路对病变处进行刨削。部分作者[12, 13]建议把肘关节置于伸展位，以方便骨折复位。由于肘关节伸展位降低了操作空间，所以我们常使肘

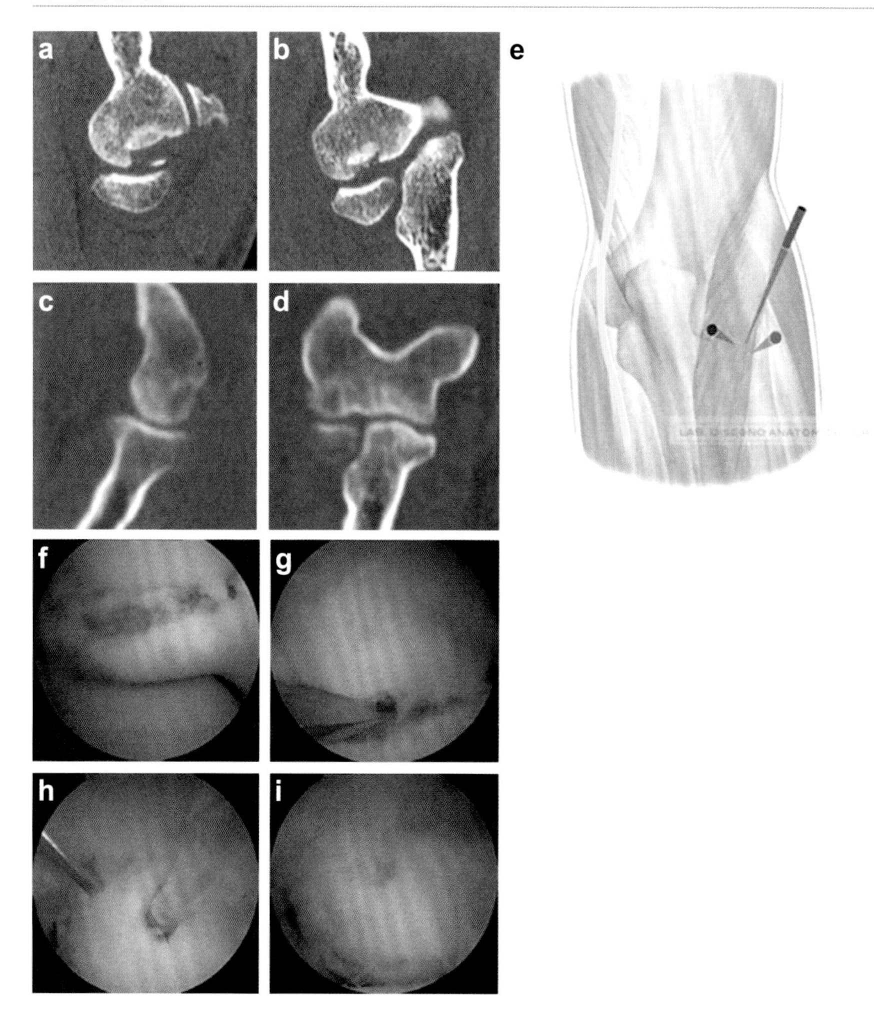

图 8.1 患者 36 岁，右肘关节肱骨小头压缩骨折。CT 扫描图像显示罕见的肱骨小头后表面压缩骨折，复位固定前（a，b）和复位固定后（c，d）。（e）关节镜下完成骨折复位固定的关节镜入路。前间室探查，去除关节内的冠状尖端骨折块。为了显露骨折，必须通过后外侧入路放置关节镜（f）。通过中外侧入路用探针行骨折复位后（g），经皮采用克氏针（h）进行临时固定，最后使用可吸收针进行固定（h，i）（RSB 植入物，hit medica, lima 公司）。

关节保持屈曲 90°，并使用两个外侧入路进行操作。完成骨折临时复位固定后，必须探查后外侧间室，清除血肿并检查是否有游离体（关节镜后外侧和后正中入路）。通过后外侧入路进入肱桡关节后方（通过中外侧入路使用牵开器和刨刀）。此时，关节镜通过前内侧的后面在图像增强引导下，沿后前方向（扩大中外侧入路）采用空心螺钉进行经皮固定。

在 5 个临床应用病例中，我们常使用关节前内侧入路至中外侧入路小切口（理想情况下应用 Kocher 入路切口）完成手术操作。这些小切口手术中，为了降低桡神经损伤风险，我们用可吸收螺钉和针沿后前方向进行固定。

全关节镜下切除骨碎片治疗Ⅲ型骨折 3 例。在这些病例中，通过 CT 扫描检查确定粉碎骨折后，我们认为必须应用关节镜探查所有关节间室，以降低骨折碎片遗留的风险。

除了前述的系列病例外，最新一个病例是一种少见的合并冠状突尖骨折的肱骨小头压缩骨折（图 8.1）。通过关节镜检查可以去除冠状突骨折片段（在前间室操作），翘起压缩骨软骨碎片并使用可吸收钉进行固定（在后外侧沟操作）。在这个病例中，关节镜检查具有将手术风险降到最低的优势。

在固定或清创结束时，需要对关节稳定性进行评估（也可能通过关节镜进行 [13]）。对关节稳定性有怀疑时，我们建议对外侧副韧带进行探查并尽可能修复。

8.3 冠状突骨折

冠状突在肘关节稳定中起着关键性作用。1989 年，Regan 和 Morrey[14] 根据骨折块大小将骨折分为 3 种类型，而最新文献有更复杂的分类方法 [15, 16]，依据包括可能引起进一步损伤的骨碎片段形态类型。

较大的骨折是由后部直接创伤引起，机制是后外侧或后内侧的创伤分别直接作用于骨折尖端和内侧面（高耸的结节是内侧副韧带前内束的插入位点）[16]。

冠状突骨折复位固定对于恢复因损伤而失去的前方和内侧稳定性是必要的。

当冠状突骨折合并桡骨小头骨折时，通常需要行假体置换手术。桡骨小头切除后，可通过 Kocher 外侧入路到达冠状突骨折处。反之，如果骨折是分离的，应积极采用更多入路（前方、前内侧或内侧）探查冠状突[17]。

8.3.1 文献报道

文献中只有 2 篇相关文章，1996 年，Liu 等[18]报道了 2 例冠状突尖骨折病例，经保守治疗后产生疼痛和关节僵硬，关节镜下去除骨折块具有决定性治疗作用。

但是，首次真正的临床报道是由 Adams 等[19]于 2007 年描述的。7 例骨折病例中的 2 例因骨块碎片太小而无法加以固定。4 例在关节镜辅助下进行复位内固定，1 例需要行切开手术并使用钢板以达到更坚强固定。3 例需要行外侧副韧带重建。

8.3.2 我们的外科技术经验

相对于肱骨小头骨折，冠状突骨折很少发生分离。大多数情况下，它们合并桡骨小头或尺骨鹰嘴骨折，这种情况常需要切开手术，而不适合关节镜下治疗。

单纯冠状突骨折分离适合采取关节镜下治疗。从 2000 年 1 月至 2012 年 7 月，作者应用关节镜对 8 例有分离骨折碎片的冠状突骨折中的 5 例进行了治疗，其中 2 例是单独应用克氏针进行固定，2 例是用空心螺钉加克氏针进行固定，1 例用骨科缝合术结合使用克氏针进行固定。

患者取侧卧位，采用关节镜前方入路（前内侧、前外侧和前内侧或外侧近端），并用盐水溶液反复冲洗。关节镜自前外侧入路插入，血肿清除后能更好地评估骨折情况。用电动工具和热灼设备暴露骨块片段表面。第一步是在近端前内侧入路（内侧或外侧）进行牵开，使关节腔保持开放，因而能在较低水流压力下操作。高压灌注将导致关节外过度肿胀，使手术操作更加困难并增加手术风险（骨折片段使关节囊不断被划破和伸缩）。

保持关节囊的插入点，通过联合应用牵开器（通过近端入路）和探针（通过前内侧入路），使较大的关节骨折块复位（图 8.2g），较小骨碎片则可以去除。在尺骨背侧表面上做小切口有助于显露术野，因此皮肤和皮下组织不会干扰内固定所需器械的进入。

根据骨折片段的大小，可使用两种不同的固定技术：

- 空心螺钉和（或）克氏针固定
- 骨缝合术

空心螺钉和（或）克氏针固定（图8.2）。从近端入路对关节内骨折再定位后，将克氏针钻入尺骨后侧皮质，关节镜保持在前外侧入路，同时探查冠状突底部骨折碎片复位情况（图8.2h）。如果采用十字韧带重建手术瞄准器，操作会更加安全且可重复操作；因为它必须从前内侧入路进入，为了降低肱骨周围肌肉组织的损伤风险，必须使用小尺寸克氏针。术中影像学检查有助于评估克氏针方向，尤其是在选择徒手操作情况下尤为重要。

首先放置克氏针，然后再放置其他固定装置（至少用两枚克氏针固定以达到旋转稳定性）。当针尖进入骨髓时，轻轻撤出克氏针，由前内侧入路放入关节镜下抓钳，从近端入路进行复位。在保持复位的情况下继续向前推进克氏针，确保其从骨折片段前方穿出（图8.2i）。

在骨折块大小允许的情况下，可通过克氏针置入3.5mm直径空心螺钉；插入空心钻和螺钉时，应固定好克氏针以防止针头过度向前穿越肱骨前方肌肉（图8.2j~l）。

如果骨碎块太小而难以固定，可以选择骨缝合术。该固定方式可能不如前述的固定方式稳定，但由于通常会产生局部瘢痕化，从而能使前内侧关节囊保持适当张力。这种技术还可以使小碎骨固定更坚固。

过线器对于缝合关节囊损伤非常有用（图8.3d）。操作入路始终位于前内侧入路，关节镜保持在前外侧入路。另外，通过近端辅助入路置入的牵开器可起到关键性作用。

直接带线缝合可被增强型2/0缝合线替代（Orthocord, Depuy-Mitek or Hi-Fi Conmed Linvatec or Fiberwire Arthrex...）（图8.3e）。

用1.4mm直径克氏针在冠状突基底部钻孔，通过关节囊穿入缝合线（紧贴冠状突尖骨碎块后方）。插入直缝线（单根1mm直径细丝）腰麻针（18 GA 3.50 IN/1.2 * 90mm腰麻针）（图8.3f）并通过前内侧入路带出关节囊缝合线（图8.3g）。通过尺骨向后取出骨科缝合线的第一个头（图8.3h）。同样的技术插入骨科缝合线的第二个头。用探针对骨折断端行引导，骨科缝合线可以固定后方皮质。

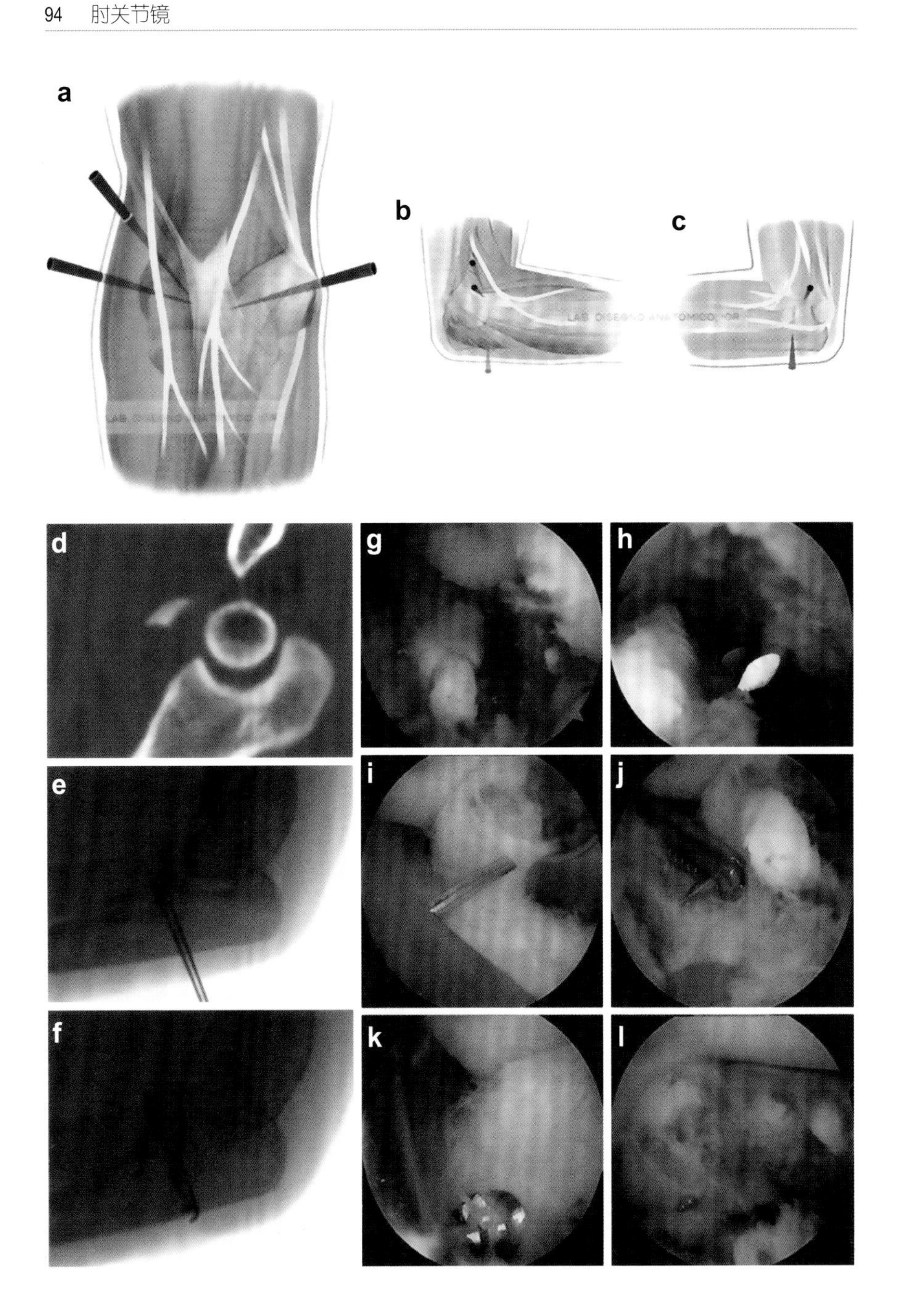
a
b
c
LAB. DISEGNO ANATOMICO, IOR
d
e
f
g
h
i
j
k
l

◀ **图 8.2** 冠状突骨折。关节镜下复位固定冠状突骨折：（a，b，c）图示为前内侧、前外侧和近端前外侧关节镜入路。红色显示为经皮内固定（建议使用一个小的皮肤切口，以免妨碍放置克氏针）；（d）CT 扫描进行常规骨折形态评估和外科手术计划；（e,f）术中的放射线照相检查临时克氏针内固定以及明确的克氏针和空心螺钉固定；（i~l）术中影像：关节镜置于前外侧入路，在近端前外侧入路进行索引并将刨刀置于前内侧入路，以暴露骨折（i）；将至少两枚克氏针由内向外插入骨折断端（h）；同时保持骨折复位。将克氏针向骨折片段推进（h），同时保护克氏针尖端（i），以免损伤血管和神经结构。根据骨碎片的大小，可在克氏针上放置一枚或多枚空心螺钉加强固定（j~l）。

无论选择哪种关节镜下复位固定技术，都必须通过触诊和屈伸肘关节来测试其稳定性，以最大程度缩短术后制动时间。因此，在这些病例中，我们始终以克氏针及螺钉固定或骨科缝合线固定骨折（图 8.2f 和图 8.3j，k）。

8.4 桡骨小头骨折

桡骨小头骨折在临床上极为常见，Mason 和 Johnston 将此类损伤分为 4 种类型，并根据可能的合并伤进一步划分为简单和复杂类型[19, 20]。保守治疗或手术治疗取决于骨折块的数目、移位情况、有无累及鹰嘴和（或）冠状突以及是否合并韧带损伤。当选择手术时，外科医生要决定是否要行桡骨头切除、骨折复位固定或假体置换。当合并有内侧副韧带损伤时，有证据表明桡骨小头切开复位内固定或假体置换能够更好地恢复关节的稳定性[21]，因此这种手术方式是最好的选择。相反，对桡骨小头分离骨折的治疗，则可以通过简单去除骨碎片（如果关节被动活动时阻碍活动范围）或桡骨小头完整切除术（如果累及 50% 以上的桡骨小头表面）进行治疗。

8.4.1 文献报道

2004 年，有学者首次描述了关节镜治疗儿童桡骨小头近端外科颈骨折病例[22]，骨折通过手法复位，并用克氏针经皮固定。

2006 年，Rolla 等[23]报道 6 例桡骨小头骨折（根据 Mason Ⅱ、Ⅲ和Ⅳ型）

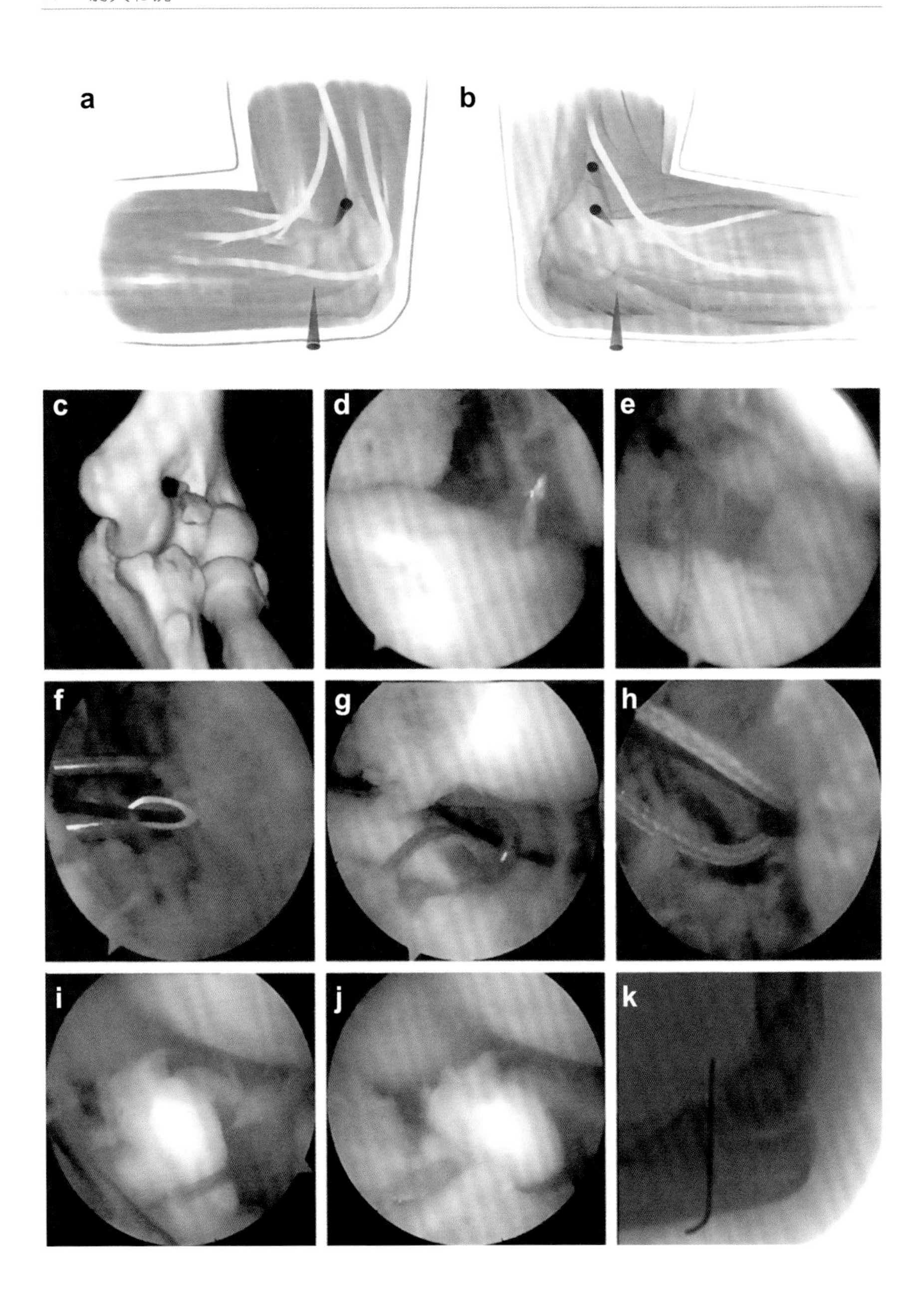
a
b
c
d
e
f
g
h
i
j
k

◀ 图 8.3 冠状突骨折的骨缝合术。骨缝合术的入路与用克氏针或螺钉固定术相同（a，b）。术前 CT 扫描（c）显示骨折移位。骨缝合术可以采用关节镜下前外侧入路（d~j）完成操作（将在下面章节进行介绍），可能需要用克氏针进行坚强固定（k）。

行关节镜下复位并用螺钉经皮固定。作者采用自己的手术方法治疗，建议在前间室对骨折进行复位固定，而关节镜在后外侧沟进行移动。

2007 年，Michels 等 [24] 收集了 14 例 Mason Ⅱ型病例，平均随访 5.6 年，结果优良。在这些病例中，作者除通过一个小切口插入螺钉外，仅使用两个入路（前外侧及后外侧）在关节镜下复位内固定。

8.4.2 我们的外科技术经验

在我们临床中心，关节镜下治疗桡骨小头分离骨折始于 2007 年。截至目前，病例数达到 21 例（7 例关节镜下复位内固定，8 例骨块片段去除，3 例桡骨小头切除和 3 例简单复位而没有进行固定）。

1. Mason Ⅱ型骨折的关节镜复位内固定

首先，去除关节内血肿，使前间室的关节内骨折清晰可见。我们通常采用 3 种手术入路进行操作：前内侧（用于关节镜）、前外侧（用于操作器械）和近端前外侧（用于牵开器）。从前外侧入路和近端前外侧入路交替使用探针进行骨折复位。完成复位后，必须用克氏针使骨碎片保持稳定，选择在旋后位置维持固定。

螺钉固定的操作位置可能会有所不同。在临床实践中，我们根据骨折碎片与相对安全区（桡骨小头与小切迹不接触的部分）位置的不同进行分类。桡骨小头在肘关节中立俯卧旋后位置下划分为外侧部（其中包含安全区）和内侧部（图 8.4）。

对于桡骨小头外侧半部分的骨折，保持前臂内旋位置有利于复位固定。牵开器和探针维持复位并保持工作区牵开。辅助外侧入路应朝向关节内桡骨头，在关节上放置一个 5mm 小套管。套管可以保护软组织，防止其被旋转工具损伤（克氏针、钻、螺丝刀）通常插入螺钉以防止细

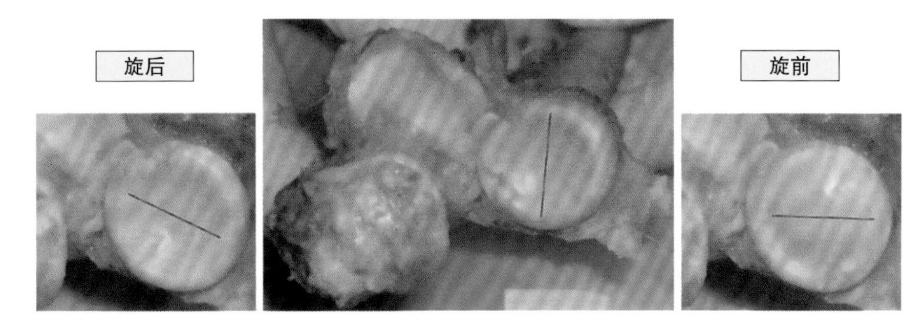

图 8.4 尸体标本。桡骨小头完全旋后、正中位置和完全旋前。从直接外侧入路难以对累及桡骨小头相对安全区部分的骨折进行固定。

克氏针弯曲或断裂。克氏针通过套管插入。如果骨折固定稳定，可完成操作（测量、钻孔、螺丝）；否则可用克氏针经皮固定（套管外），再在骨折上钻孔并用螺钉进行固定（图 8.5f~j）。

外侧部骨折可通过后外侧和中外侧入路在后外侧沟交替使用关节镜和操作器械进行固定[23]。前臂逐步置于旋后位，直到骨折暴露完全。固定方法与前面描述的一致（图 8.5a~e）。

反之，当骨折累及桡骨小头内侧部时（图 8.5k~r），俯卧旋后位无法把骨碎片固定在正确的位置。在此类病例中，关节镜应放置在前外侧入路，器械通过前内侧入路完成固定。工作套管更重要的作用是保护软组织。

关节镜下复位内固定比开放手术困难，但关节镜下手术存在诸多优势。在 7 例关节镜手术患者中，有 4 例发现术前 CT 未发现的小而散在的骨软骨碎片，而在传统开放手术中这类骨碎片是无法发现的。

螺钉长度的选择较为困难，因为在手术器械部位进行术中影像学检查是相当困难的；一般而言，螺钉长度范围为 14~18mm，在最后固定时进行检查，在不能确定长度的情况下最好选择较短的螺钉。应避免为了获得满意的 X 线影像而造成复位失效或克氏针弯曲。

当从前内侧入路进行复位固定时，应慎重选择使用直径为 2.5mm 的钻头和螺丝刀。在没有关节镜套管的情况下，进入关节前应将皮肤切开。

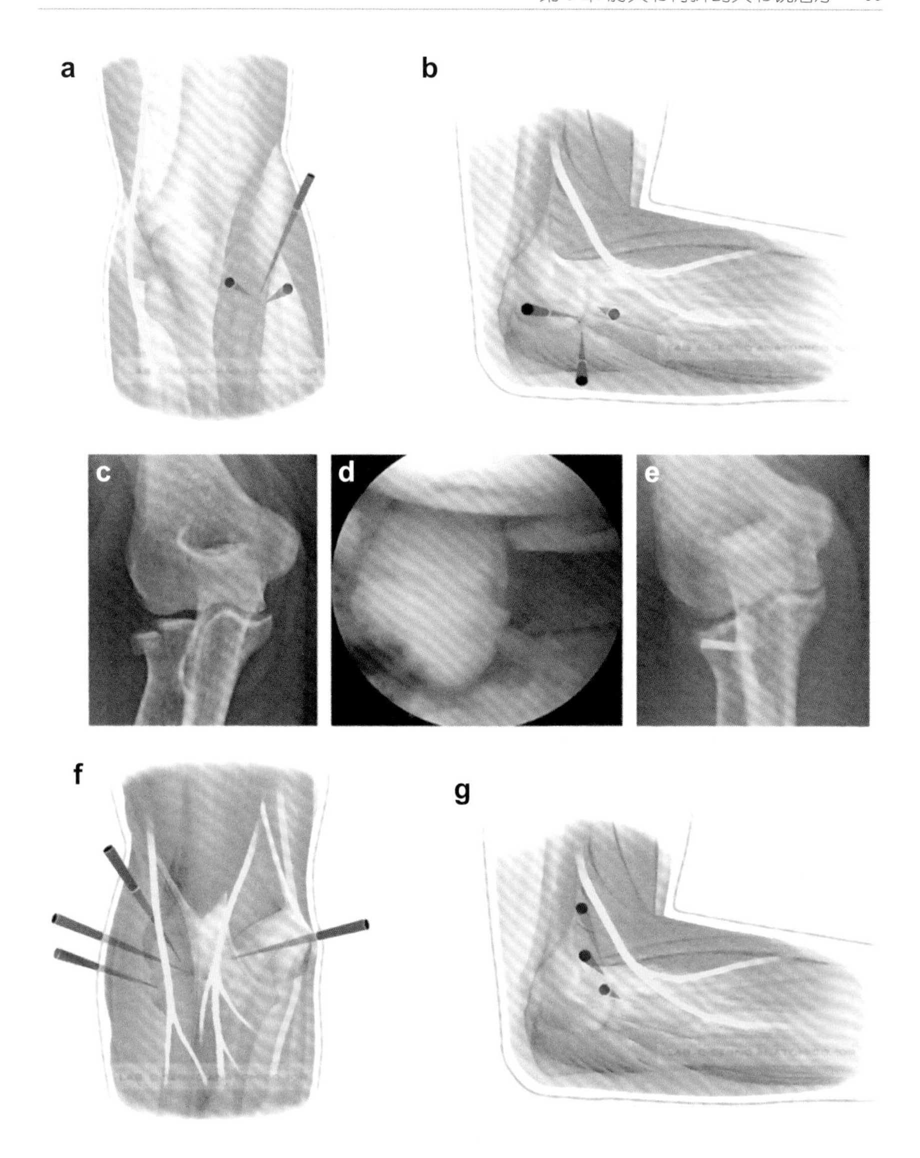

图 8.5 各种桡骨小头骨折固定方法：（a~e）后外侧沟和（f~j）前间室内桡骨小头外侧面的骨折，通过直接辅助入路（红色指示）进行固定；（k~r）前间室桡骨小头内侧面的骨折，通过前内侧入路进行固定（红色指示）。（待续）

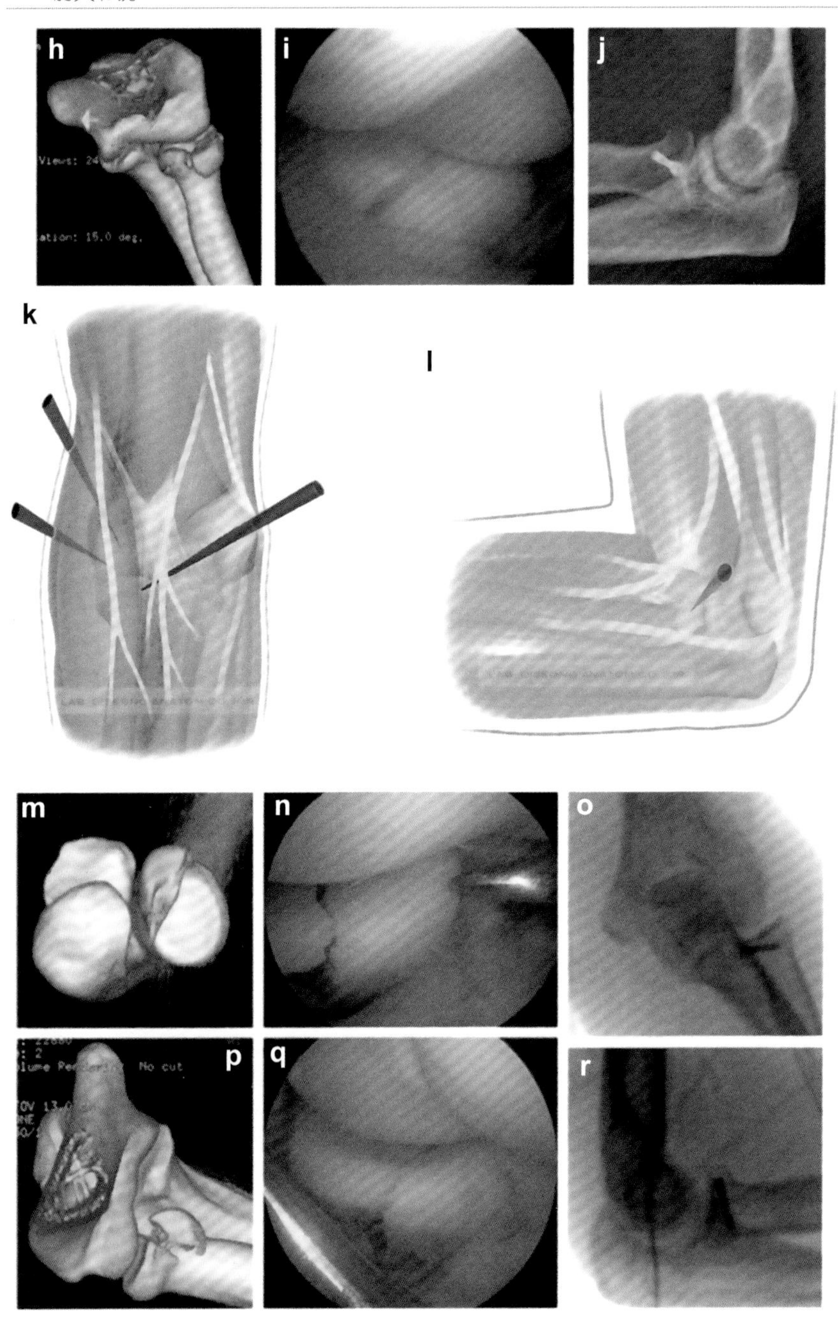

图 8.5（续）

2. 关节镜简单复位

对3例Mason Ⅱ型骨折进行清创后，复位较为容易。通过关节镜技术，将桡骨小头剩余部分完整复位，骨碎片段被环状韧带牢固地维持在原位。经过多次稳定性测试，所有病例均获得满意的结果，从而避免了进一步手术，并且愈合更为迅速。

3. 关节镜下去除骨碎片

当桡骨头粉碎严重、超过50%以上时，固定是不可靠的，假体置换可能也是多余的。对于这些病例，应行关节镜下探查并彻底清理关节，去除对关节稳定性无影响的骨折碎块。手术操作在前间室（经前内侧、前外侧和近端外侧的入路）或在后外侧沟（经后外侧和中外侧入路）完成。

关节镜检查也可用于评估肱尺关节的稳定性[12]，这是决定桡骨小头假体置换与否的重要依据。

4. 关节镜下桡骨小头切除

粉碎骨折无法固定、肘关节稳定、患者年龄偏大是进行关节镜下手术切除桡骨小头的手术指征。

在去除前间室的骨折碎片后，通过中外侧入路插入磨钻，而关节镜仍位于前内侧入路，这时行桡骨小头精确切除相对容易。桡骨小头应在环状韧带的上缘水平进行切除。在不损伤环状韧带的情况下，尽可能缩短桡骨近端，这将有利于保持外侧副韧带的张力（图8.6）。

8.5 桡骨小头和冠状突合并骨折

我们在关节镜下只处理过1例桡骨小头和冠状突合并骨折的病例。在此病例中，桡骨小头骨折形成大量细小骨碎片，并伴有前关节囊撕裂和冠状突大骨折块形成。通过关节镜检查，我们顺着桡骨小头骨折方向，仔细去除骨碎片段，在关节镜下完成冠状突骨折复位内固定。在操作结束时对肘部进行动态稳定性测试。患者在手术后第2天开始康复训练。但在为期一个月的随访中，前方异位骨化已经形成，被动运动功能完全丧失（图8.7）。

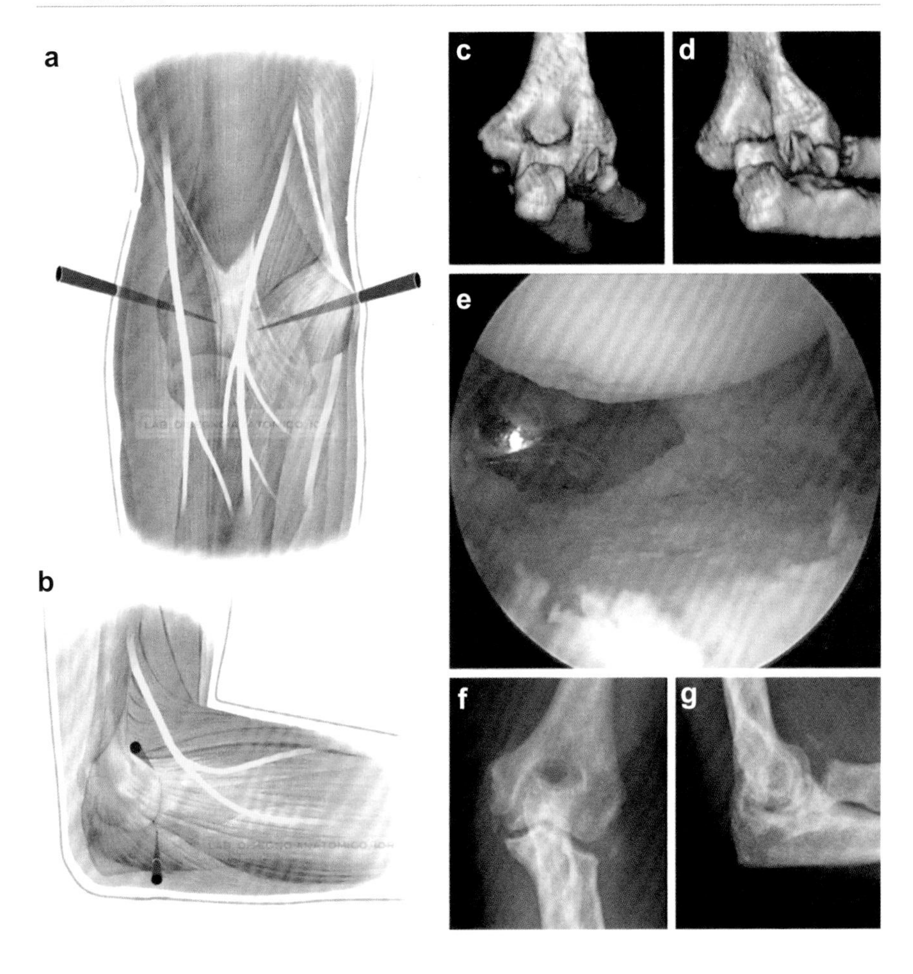

图 8.6 桡骨小头切除。（a，b）通过前内侧、前外侧和中外侧入路完成桡骨小头切除。（c，d）老年女性患者桡骨小头粉碎性骨折，行桡骨小头切除。（e）在前内侧入路关节镜监视下，通过中外侧入路在环状韧带处用磨钻行桡骨小头切除的术中图像。（f，g）桡骨小头颈部切除术的影像学检查。

8.6 并发症

在我们的病例中，无神经或血管损伤的记录。

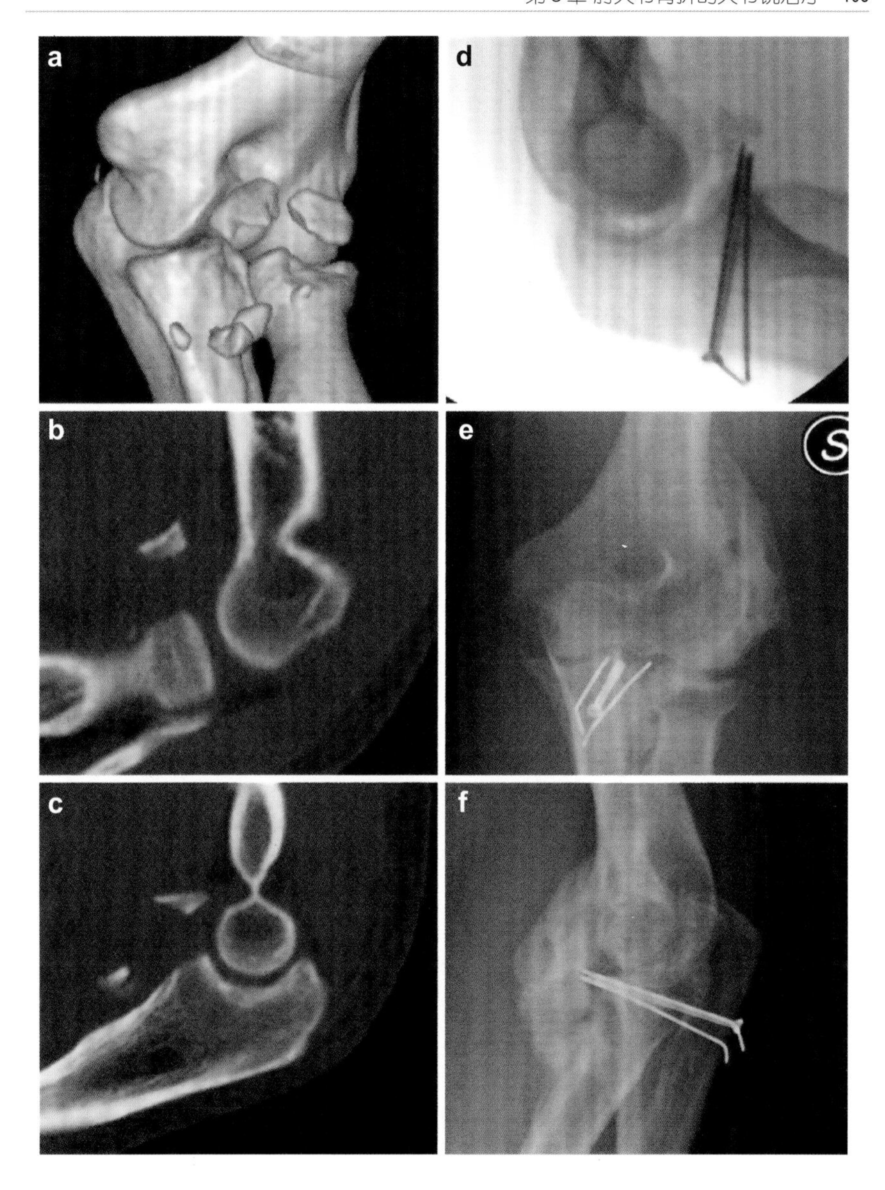

图 8.7 28 岁右肘关节严重三联征患者，（a, b, c）桡骨小头和冠状突合并骨折三维和二维 CT 重建。（d）术中关节镜清除桡骨头碎片后的 X 线片，冠状突骨折复位内固定。（e, f）显示一个巨大的前方异位骨化 4 个月随访影像。

2 例患者术后发生关节僵硬。1 例 Manson Ⅱ型骨折病例发生伸直受限，9 个月后软组织再次松解并在关节镜下取出螺钉。螺钉在原位，骨折愈合，前关节囊反应性纤维化致粘连僵硬。软组织松解后，患者得到了全面康复。第 2 个病例是关节镜下治疗严重三联征所致的异位骨化后遗症。

8.7 结论

在过去的 20 年里，随着肘关节镜适应证的不断扩大和完善，各种疾病得到了更好的治疗：一个例证便是关节内骨折的治疗方式由外科清创术转为关节镜下复位内固定术。

努力克服这些困难的动力源于临床需求：减少由于显露和复位关节骨折所产生的外科手术创伤，降低随着时间推移而发生的后遗症。

如果说 10 年前关节镜下复位内固定手术只是一种可能，那么今天它正成为一种可与开放手术相媲美的手术方式，其优点和不足见表 8.1。

在本章中，虽然根据我们的经验进行了总结，但所描述的各种外科

表 8.1　优点与不足

优点
· 微创
· 更好地控制复位内固定和稳定性
· 引流血肿和去除在深处的小骨片
· 可转换成开放手术
不足
· 缺乏专门的工具（瞄准装置、螺丝刀和长空心钻、关节镜套管）
· 如果需要开放手术可能需要有改变患者的体位
· 需要严格选择手术的适应证，不包括先前需要修复 / 重建副韧带的病例
· 技术仍然在发展：去除关节小碎片和切除桡骨小头可以由经验有限的外科医生完成，而关节镜下复位内固定则需要医生对肘部创伤开放和镜下手术有深刻的认识

技术仍不能完全达到良好的重复性，因此外科医生必须使其适合每名患者。即使我们认为肘关节镜发展良好，然而上述 2 例患者的并发症说明关节镜也不能降低术后僵硬的风险。由于病例的数量较少，我们仍然需要深入研究以评估关节镜治疗关节内骨折的实际成本和效益的关系。

严格的手术适应证选择是不可缺少的；目前，符合以下条件即可行关节镜治疗：

· 桡骨小头骨折：Mason Ⅱ型、Ⅲ型骨折（不合并韧带损伤）
· 冠状突的分离骨折
· 肱骨小头骨折（不合并韧带损伤）

由于只有少数的个案报道，肱骨小头和冠状突合并骨折、其他关节内骨折（髁间或髁上）或外侧副韧带损伤[2, 13]的病例是否适合关节镜下治疗尚不明确，还需要业界学者在等待进一步的技术发展和显著研究成效的基础上确定和完善。

（彭亮权 朱伟民 译）

参考文献

1. Kelly EW, Morrey BF, O’Driscoll SW (2001) Complications of elbow arthroscopy. J B J S Am 83:1
2. Peden JP, Savoie FH, Field LD (2010) Arthroscopic treatment of elbow fractures. In: Saunders (ed) The elbow and wrist—AANA advanced artrhoscopy, Chap. 17, pp 136–143
3. Yeoh KM, King GJW, Faber KJ, Glazebrook MA, Athwal GS (2012) Systematic review. Evidence-based indications for elbow arthroscopy. Arthroscopy 28(2):272–282
4. Ring D, Jupiter J, Gulotta L (2003) Articular fractures of the distal part of the humerus. J Bone Joint Surg Am 85:232–238
5. Bryan RS, Morrey BF (1985) Fractures of the distal humerus. In: Morrey BF (ed) The elbow and its disorders. WB Saunders, Philadelphia, pp 325–333
6. McKee MD, Jupiter JB, Bamberger HB (1996) Coronal shear fractures of the distal end of the humerus. J Bone Joint Surg Am 78:49–54
7. Dubberley JH, Faber KJ, Macdermid JC, Patterson SD, King GJ (2006) Outcome after open reduction and internal fixation of capitellar and trochlear fractures. J Bone Joint Surg Am 88(1):46–54
8. Feldman MD (1997) Arthroscopic excision of type II capitellar fractures. Arthroscopy 13(6):743–748
9. Hardy P, Menguy F, Guillot S (2002) Arthroscopic treatment of capitellum fracture of the humerus. Arthroscopy 18(4):422–426

10. Mitani M, Nabeshima Y, Ozaki A, Mori H, Issei N, Fujii H, Fujioka H, Doita M (2009) Arthroscopic reduction and percutaneous cannulated screw fixation of a capitellar fracture of the humerus: a case report. J Shoulder Elbow Surg 18(2):e6–e9 Epub 2008 Nov 25
11. Kuriyama K, Kawanishi Y, Yamamoto K (2010) Arthroscopic-assisted reduction and percutaneous fixation for coronal shear fractures of the distal humerus: report of two cases. J Hand Surg Am 35(9):1506–1509 Epub 2010 Aug 21
12. Hsu JW, Gould JL (2009) The emerging role of elbow arthroscopy in chronic use injuries and fracture care. Hand Clin 25:305–321
13. Holt MS, Savoie FH III, Field LD, Ramsey JR (2004) Arthroscopic management of elbow trauma. Hand Clin 20:485–495
14. Regan NM, Morrey BF (1992) Classification and treatment of coronoid process fractures. Orthopaedics 15(7):345–353
15. O'Driscoll SW, Jupiter JB, Cohen MS, Ring D, McKee MG (2003) Difficult elbow fractures: pearls and pitfalls. Instuc Course Lect 52:113–134
16. Pollock JW, Brownhill J, Ferreira L, McDonald CP, Johnson J, King GJW (2009) The effect of anteromedial facet fractures of the coronoid and lateral collateral ligament injury on elbow stability and kinematics. J Bone Joint Surg Am 91(6):1448–1458
17. Cheung EV, Steinmann SP (2009) Surgical approaches to the elbow. Am Acad Orthop Surg 17:325–333
18. Liu SH, Henry M, Bowen R (1996) Complications of type I coronoid fractures in competitive athletes: report of two cases and review of the literature. J Shoulder Elbow Surg 5(3):223–227
19. Adams JE, Merten SM, Steinmann SP (2007) Arthroscopic-assisted treatment of coronoid fractures. Arthroscopy 23(10):1060–1065
20. Van Riet RP, Van Glabbeek F, Morrey BF (2009) Radial head fracture. In: Morrey BF (ed) The elbow and its disorders, 4th edn. Saunders Elsevier, Philadelphia, PA, pp 359–381
21. Pike JM, Athwal GS, Faber KJ, King GJW (2009) Radial head fractures-an update. J Hand Surg 34A:557–565
22. Dawson FA, Inostroza F (2004) Arthroscopic reduction and percutaneous fixation of a radial neck fracture in a child. Arthroscopy 20(Suppl 2):90–93
23. Rolla PR, Surace MF, Bini A, Pilato G (2006) Arthroscopic treatment of fractures of the radial head. Arthroscopy 22(2):233.e1–233.e6
24. Michels F, Pouliart N, Handelberg F (2007) Arthroscopic management of Mason type 2 radial head fractures. Knee Surg Sports Traumatol Arthrosc 15(10):1244–1250 Epub 2007 Jul 17

第 9 章 肘关节镜手术的并发症

Graham J. W. King

9.1 引言

随着技术的发展和适应证扩大，关节镜已成为各种肘关节内及其周围疾病的主要治疗手段。虽然肘关节镜手术通常可以较安全地获得成功的疗效，但同时必须认识到与此相关的风险。本章概述肘关节镜常见和罕见的并发症，以及可能降低风险、避免灾难的措施。

9.2 神经损伤

肘关节镜手术最严重的并发症之一是神经损伤，从神经失用到神经离断的各种损害类型均有报道。据文献报道神经损伤的患病率是 0~14%，幸运的是，大多数是短期损伤的表现[1, 2]。神经伤害可继发于压迫或直接创伤，例如来自于器械、关节过度扩张、粗暴的操作及手术后的 CPM 锻炼[1]。肘关节镜术后镇痛通常采用局部阻滞麻醉，包括关节内注射、区域性的臂丛神经阻滞和围绕入路的皮肤浸润。局部麻醉可

G. J. W. King (✉)
University of Western Ontario St Josephs Health Centre, 268 Grosvenor Street,
London, ON N6A 4L6, Canada
e-mail: gking@uwo.ca

L. A. Pederzini (ed.), *Elbow Arthroscopy*,
DOI: 10.1007/978-3-642-38103-4_9, © ISAKOS 2013

引起短暂的神经麻痹，在其作用消除前会妨碍术后对神经功能的评估，因此一些学者不赞同这种镇痛方式[1, 3, 4]。然而，由于建立入路引起直接损伤或关节镜器械引起机械损伤或热损伤，也可能出现部分或完全的神经损伤。以下详细描述每个入路特定的神经损伤风险。

皮神经损伤可能发生在入路创建过程中，包括前臂内侧皮神经[1, 5, 6]和桡神经浅支[1, 6, 7]。建立入路时仅切开至真皮层，然后用钝性器械如止血钳向下分离皮下和筋膜组织，直至穿过关节囊，这样可以使损伤降到最低[8]。

入路位置确立需要非常小心，我们之前的大量解剖研究已经描述了周围神经血管的毗邻结构[5, 9, 10]。在关节镜检查肘关节前间室的过程中，桡神经和正中神经的骨间后侧分支容易损伤，其可能距关节囊约6mm[9]。用液体扩张关节囊使神经血管结构远离关节，这不仅增加了骨和神经的距离，也扩大操作空间，同时也减少了关节镜进入关节过程中神经损伤的风险[5]。尽管采用了这样一些方法，但由于关节囊和神经血管结构之间距离有限，操作时关节内神经损伤的风险仍然存在[10]。保持肘关节屈曲 90° 可以增加关节镜入路与神经的距离，尤其是更靠近端的前内侧及前外侧入路[9–13]。作者采用一个小口径的钝性交换棒触诊关节，当确定器械在关节内时，再用关节镜套管通过交换棒进入关节，这样可以避免关节囊外的插入[4]。

当变换入路时，应用交换棒和套管可以减少插入性神经损伤的风险。在肘关节镜操作过程中，我们应尽可能保护关节囊的完整。在桡骨小头一侧，骨间背侧神经位于沿桡骨颈前方的关节囊下方。如果入路位置远离前方和（或）外上髁，那么就会存在因为神经受压而导致一过性失用症[14, 15]。将肘关节屈曲 90°、前臂旋前并且关节充盈时，通过交换棒引入套管可以有效保护骨间背侧神经。滑膜清除时，应注意桡骨小头皱襞或关节囊前方至桡骨头区域，骨间背侧神经可能会被刨刀、篮钳或射频探钩损伤或切断[16, 17]。射频仪器应绝缘、单向，因为意外的热传导到非靶组织可导致神经损伤[18]。烧灼应仅用在短脉冲串序列，以允许热量耗散在关节镜流出物中。近端前外侧入路应距离外上髁前 1cm 和近端 2cm，由于它距骨间背侧神经更远，因此比较远端的前外侧入路更安全[11, 13]。需要多个前外侧入路如应用拉钩时，可建立前外侧中间入路。通常可以采用由内向外的技术用锐性交换棒建立该入路。

骨间前神经[19]和正中神经的一过性神经失用症已有报道，后者在通过近端前内侧入路去除大块游离体时可能发生[20]。正中神经和尺神经的直接损伤也有相关报道，损伤机制类似于骨间背侧神经。保护位于肘关节前方的正中神经的策略也类似于骨间背侧神经的保护方式。作者采用位于距离肱骨内上髁前方 1cm 和近端 1cm 的近端前内侧入路，避免采用远端入路。应用套管，肘关节保持屈曲。清除肱骨前方区域的滑膜、骨赘、粘连等时，操作者应注意不要穿破关节囊，因为可能直接损伤骨间前神经[21]和正中神经[9]。在处理肱骨外侧沿的病变时，如果有必要，可以采用由内向外技术建立一个中前内侧入路，作为牵引器的辅助入路（图 9.1）。

当关节镜转到后间室时，套管应从前方入路取出。在许多情况下，当关节镜在肘关节后方时，都会使用延长管以保护滑车软骨，并允许从

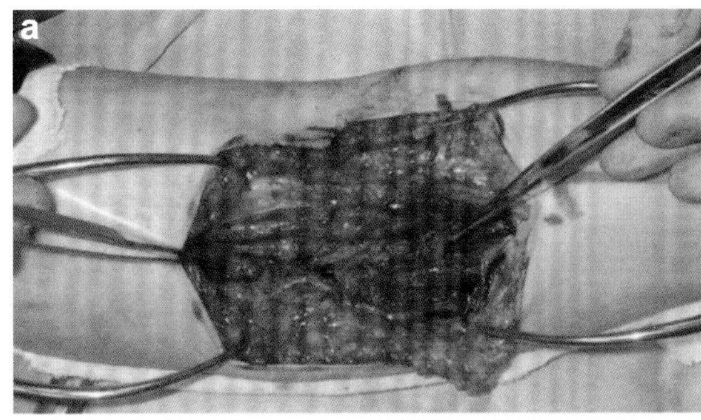

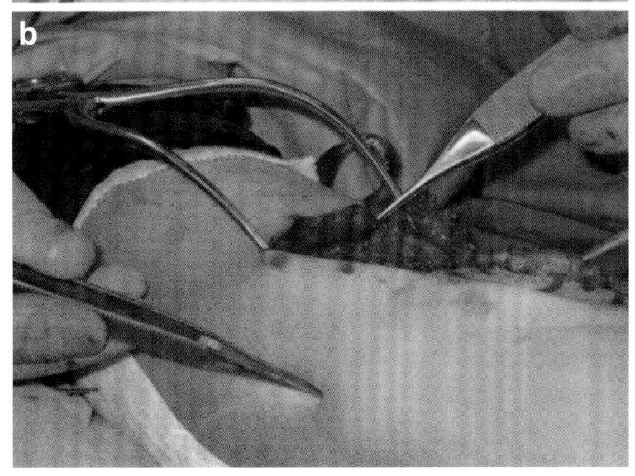

图 9.1 （a）一名 19 岁男性患者在关节镜下行挛缩松解后正中神经受损，患者之前还伴有肘关节脱位。注意臂丛神经损伤主要有累及正中神经损伤的风险。（b）图示与近端前内侧入路相对应的神经近端，腓肠神经需移植重建。

鹰嘴取出骨赘。伸肘时桡神经和正中神经和前方套管之间会产生一个压力环境，进而诱发神经失用 [10]。关节镜在后方操作时，作者通常在近端前内侧入路放置引流套管，这样正中神经似乎较少发生损伤。在将前方所有套管取出之前要避免肘关节完全伸直。

尺神经损伤可能发生在各种情况下。外科医生首先应了解尺神经有高度活动性和易半脱位，尺神经的这种特性使得在建立前内侧入路时容易诱发尺神经挫伤或撕裂伤。如果患者在行皮下尺神经转位术后盲目创建入路，也容易发生医源性尺神经损伤 [22]。尺神经半脱位或转位术，以前被认为是肘关节镜的相对禁忌证，但有些作者已经提出了有经验的肘关节镜策略来降低直接创伤的风险 [23]。创建近端前内侧入路和将交换杆置入关节,可将半脱位的尺神经固定回肱骨内上髁后方原来的位置。之前行神经转位术的患者，尺神经的位置可能不清楚。如果神经位置是显而易见的，那么作者建议做一个 1cm 的切口，并钝性分离至关节囊。相反，如果尺神经的位置辨别不清，那么建议做一个 2~4cm 的切口，探查确认神经后加以保护，然后再建立关节囊入路 [23]（图 9.2）。

即使尺神经位于尺神经沟内，但当前内侧入路位置超过内上髁近端 2cm 时，此时尺神经失去内侧肌间隔对它的保护，也容易受到损伤 [24]。关节镜在后方清理内侧沟时，尺神经最易受损。尺神经离断伤被报道发生于肘管近端 [25, 26]。因此，作者在清理内侧沟时非常小心且不用负压吸引。刨刀应带有保护套并且开口要始终背对着尺神经，注意保持邻近关节囊完整。虽然关节镜下原位尺神经减压已有报道，但其安全性和有效性尚未确定 [27]。推荐在行关节镜下尺神经减压术前先提高肘关节镜技巧，并在尸体标本上积累手术经验。

在类风湿关节炎或创伤后挛缩等情况下，肘关节的解剖结构会变得越来越复杂、扭曲，此时神经损伤风险会明显增加 [1]。关节镜专家的肘关节镜指南对不同水平的医生进行了手术适应证层次区分 [28]，只有经验丰富的医生才能尝试行挛缩松解术，在条件欠佳的情况下试图进行挛缩松解减压时，应警惕多神经离断伤的发生 [29]。在关节镜下类风湿性滑膜炎清除手术中，清创应非常小心，尤其在前间室使用关节内拉钩时，因为关节囊很薄，不能很好地作为骨间背侧神经和骨间神经的保护层，易发生神经的损伤 [4, 21]。选择结合关节镜下进行挛缩松解的关节镜专家应首先在肱骨侧将关节囊从肱骨松解 [9]，因为关节囊

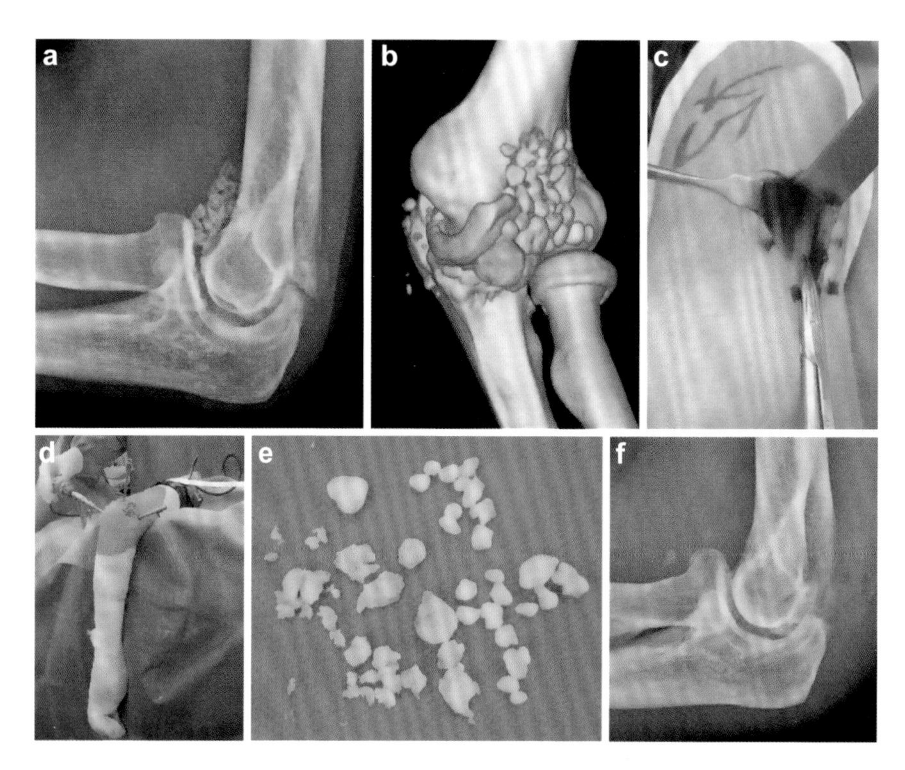

图 9.2 （a）一名 49 岁男性患者患有肘关节骨性关节炎、游离体及尺神经病变的侧位 X 线片表现。（b）三维 CT 重建的表现。（c）在关节镜清理及清除游离体之前行原位尺神经减压。（d）近端前内侧和前外侧入路以及后正中引流入路与原位尺神经减压位置的关系。（e）关节镜清理出的游离体及骨赘。（f）清理术后的侧位 X 线片（证实成功清除骨赘和游离体）。

前方的神经结构可能和关节瘢痕黏在一起。高水平的术者会考虑在关节一边入路切开另一边的关节囊。为安全起见，可先用鸭嘴篮钳在关节囊上开个窗，看到肱肌后，将前方的神经血管结构从关节囊上分离。一旦神经血管结构被安全地触及和确定，就可以切开其余的关节囊 [1]。经验丰富的关节镜医生可以选择内镜下囊外关节囊切开技术，使用拉钩将桡神经和正中神经保护在安全范围时，这种技术可以做更广泛的关节囊切开 [1]。

9.3 异位骨化

肘关节镜手术的另一个风险是术后异位骨化[30-34]。可以是无症状散在地沉积在周围软组织内[30]，可导致关节强直丧失功能，需要开放手术切除[31-34]。据报道异位骨化发生的危险因素包括：近期手术史、异位骨化病史、相关的烧伤和创伤、弥漫性特发性骨质增生症（diffuse skeletal hyperostosis，DISH）、中枢神经系统病变和BMP代谢异常[33]。在进行大量骨赘清除且没有禁忌证存在的情况下，作者常常预防性地行抗异位骨化治疗。吲哚美辛（25mg，口服，每日3次）术后使用3周，可与一个质子泵抑制剂联合使用对胃进行保护（图9.3）。

在高风险患者中，应该考虑进行一个剂量的放射治疗。然而，因为严重异位骨化的发病率是未知的且可能很低，因此我们没有预防性地使用放射治疗。术后6周进行放射评估，如果患者存在异位骨化迹象，则相应地调整他们的物理治疗。

9.4 感染

和其他外科手术一样，肘关节镜手术也存在浅表和深部感染的风险。多位作者报道入路位置引流时间延长和（或）发生需要口服抗生素治疗的蜂窝织炎的病例[1, 4, 26, 35-38]。然而，关节镜手术也可能出现深部感染，某些病例需要进一步的外科灌洗和清创治疗[1, 39]。深部感染与关节内注射类固醇药物并进行关节镜检查之间有一定的相关性。因此，进行关节镜手术的患者应该禁用类固醇药物[1]。作者通常在肘关节镜手术之前应用单剂量静脉注射抗生素。

9.5 术后挛缩

关节镜术后可能发生顽固性肘关节僵硬，似乎在肘关节外伤手术后患者发生率最高，包括关节镜挛缩松解手术和关节镜辅助骨折内固定术。除夹板固定外[1, 4, 40-43]，关节镜术后关节僵硬通常和主动、主动辅助和被动关节活动度练习相关。作者通常使用一个屈曲袖套和夜间伸展夹板，

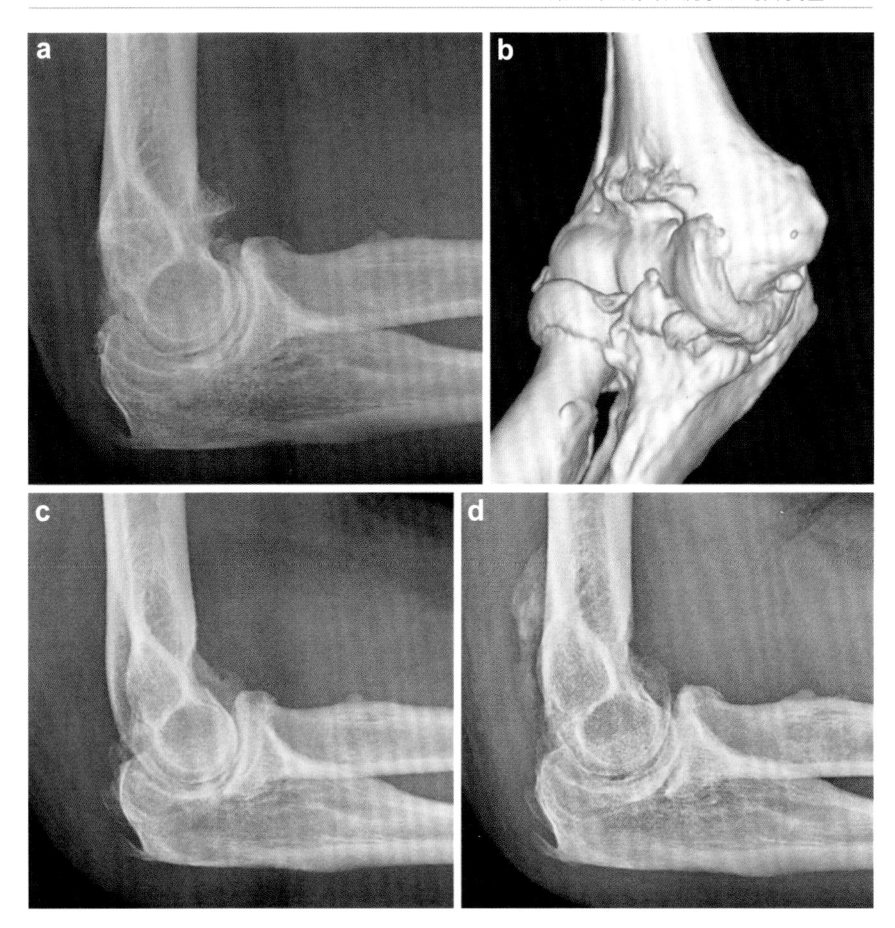

图 9.3 （a）一名 74 岁老年患者侧位 X 线片表现，该患者患有肘关节骨性关节炎合并撞击症状。（b）肘关节三维 CT 重建的表现。（c）关节镜清除游离体和骨赘术后 10 天的侧位 X 线片。（d）术后 6 周侧位 X 线片，可见沿肱骨干后方异位骨化。由于有胃肠溃疡风险，因此没有采取预防措施。

以帮助恢复末端屈伸功能。如果康复进展缓慢或停滞，带螺丝扣的静态渐进夹板支具也可以作为一种辅助锻炼工具。然而，在极少数情况下二次手术松解挛缩是必要的[40, 42–44]。当合并关节退行性改变时，这种风险更高，可能是康复过程中疼痛限制关节活动造成的[42, 43]。

9.6 不常见的并发症

其他罕见和不常见的肘关节镜并发症也有报道。残留游离体可引起交锁症状[6]。如果关节镜仅探查单间室，这种情况发生的可能性更高。因此，如果手术的目的是取出游离体，则应该常规探查前、后及外侧间室。内侧沟和外侧沟是常见的游离体残留的地方。游离体的数目也是一个很重要因素，应告知患者如果游离体数目过多可能存在术后残留的风险，特别是在滑膜骨软骨瘤病手术时，可能存在数以百计的游离体。术后也可能形成血肿，但是这种后遗症很少报道[38]。最后，肘关节镜术后皮下气肿也有发生，可能是由于术后引流或是早期的活动范围练习导致入路扩大所致[45]。

9.7 结论

肘关节镜是一种处理各种关节内和关节周围病变安全、有效的技术，尽管存在着潜在的并发症，但其发生的风险可以通过本章介绍的策略来降低。特别是前内侧入路和外侧入路应在髁的近端，以减少医源性神经损伤的风险。前方入路应在肘部弯曲时建立，同时用无菌液体注入充盈，肘部旋前。首先应将窄口径的交换棒置入关节腔，以减少关节囊外插入的风险。流入关节的液体应该是重力灌注或低压下泵入，以防止过度扩张，同时应该建立引流通道。射频应谨慎运用，并只能短暂触发。在前间室应用宽拉钩，尽可能保持关节囊完整以减少神经损伤的风险。在后方，清理内侧沟时应谨慎操作，务必不要使用吸引，防止医源性尺神经损伤。最重要的是，外科医生应该逐步提高关节镜技能，只有通过简单手术技术积累了足够的经验后才发扩展到更复杂的手术适应证。

（李　皓　欧阳侃　译）

参考文献

1. Kelly EW, Morrey BF, O'Driscoll SW (2001) Complications of elbow arthroscopy. J Bone Joint Surg Am 83-A(1):25–34

2. Lattermann C, Romeo AA, Anbari A, Meininger AK, McCarty LP, Cole BJ, Cohen MS (2010) Arthroscopic debridement of the extensor carpi radialis brevis for recalcitrant lateral epicondylitis. J Shoulder Elbow Surg 19:651–656
3. Andrews JR, Carson WG (1985) Arthroscopy of the elbow. Arthroscopy 1:97–107
4. O'Driscoll SW, Morrey BF (1992) Arthroscopy of the elbow: diagnostic and therapeutic benefits and hazards. J Bone Joint Surg Am 74:84–94
5. Lynch GJ, Meyers JF, Whipple TL, Caspari RB (1986) Neurovascular anatomy and elbow arthroscopy: inherent risks. Arthroscopy 2(3):190–197
6. Ogilvie-Harris DJ, Schemitsch E (1993) Arthroscopy of the elbow for removal of loose bodies. Arthroscopy 9:5–8
7. Guhl JF (1985) Arthroscopy and arthroscopic surgery of the elbow. Orthopedics 8(10):1290–1296
8. Marshall PD, Fairclough JA, Johnson SR, Evans EJ (1993) Avoiding nerve damage during elbow arthroscopy. J Bone Joint Surg—Brit Volume 75(1):129–131
9. Miller C, Jobe C, Wright M (1995) Neuroanatomy in elbow arthroscopy. J Shoulder Elbow Surg 4(3):168–174
10. Unlu M, Kesmezacar H, Akgun I, Ogut T, Uzun I (2006) Anatomic relationship between elbow arthroscopy portals and neurovascular structures in different elbow and forearm positions. J Shoulder Elbow Surg 15(4):457–462
11. Field LD, Altchek DW, Warren RF, O'Brien SJ, Skyhar MJ, Wickiewicz TL (1994) Arthroscopic anatomy of the lateral elbow: a comparison of three portals. Arthroscopy 10(6):602–607
12. Lindenfeld TN (1990) Medial approach in elbow arthroscopy. Am J Sports Med 18(4):413–417
13. Stothers K, Day B, Regan WR (1995) Arthroscopy of the elbow: anatomy, portal sites, and a description of the proximal lateral portal. Arthroscopy 11(4):449–457
14. Papilion JD, Neff RS, Shall LM (1988) Compression neuropathy of the radial nerve as a complication of elbow arthroscopy: a case report and review of the literature. Arthroscopy 4(4):284–286
15. Thomas MA, Fast A, Shapiro D (1987) Radial nerve damage as a complication of elbow arthroscopy. Clin Orthop Relat Res 215:130–131
16. Gupta A, Sunil TM (2004) Complete division of the posterior interosseous nerve after elbow arthroscopy: a case report. J Shoulder Elbow Surg 13(5):566–567
17. Jones GS, Savoie FH 3rd (1993) Arthroscopic capsular release of flexion contractures (arthrofibrosis) of the elbow. Arthroscopy 9(3):277–283
18. Park JY, Cho CH, Choi JH, Lee ST, Kang CH (2007) Radial nerve palsy after arthroscopic anterior capsular release for degenerative elbow contracture. Arthroscopy 23 (12):1360. e1–1360.e3
19. Salini V, Palmieri D, Colucci C, Croce G, Castellani ML, Orso CA (2006) Arthroscopic treatment of post-traumatic elbow stiffness. J Sports Med Phys Fitness 46:99–103
20. Kim SJ, Kim HK, Lee JW (1995) Arthroscopy for limitation of motion of the elbow. Arthroscopy 11:680–683
21. Ruch DS, Poehling GG (1997) Anterior interosseus nerve injury following elbow arthroscopy. Arthroscopy 13:756–758
22. Gay DM, Raphael BS, Weiland AJ (2010) Revision arthroscopic contracture release in the elbow resulting in an ulnar nerve transection: a case report. J Bone Joint Surg Am 92:1246–1249
23. Sahajpal D, Blonna D, O'Driscoll S (2010) Anteromedial elbow arthroscopy portals in patients with prior ulnar nerve transposition or subluxation. Arthroscopy 26(8):1045–1052
24. Dumonski ML, Arciero RA, Mazzocca AD (2006) Ulnar nerve palsy after elbow arthroscopy. Arthroscopy 22(5):577 e1–3

25. Hahn M, Grossman JA (1998) Ulnar nerve laceration as a result of elbow arthroscopy. J Hand Surg Br 23:109
26. Reddy AS, Kvitne RS, Yocum LA, Elattrache NS, Glousman RE, Jobe FW (2000) Arthroscopy of the elbow: a long-term clinical review. Arthroscopy 16(6):588–594
27. Kovachevich R, Steinmann S (2012) Arthroscopic ulnar nerve decompression in the setting of elbow osteoarthritis. J Hand Surg 37A:663–668
28. Savoie FH 3rd (2007) Guidelines to becoming an expert elbow arthroscopist. Arthroscopy 23(11):1237–1240
29. Haapaniemi T, Berggren M, Adolfsson L (1999) Complete transaction of the median and radial nerves during arthroscopic release of post-traumatic elbow contracture. Arthroscopy 15:784–787
30. Adams JE, Merten SM, Steinmann SP (2007) Arthroscopic-assisted treatment of coronoid fractures. Arthroscopy 23:1060–1065
31. Adams JE, Wolff LH III, Merten SM, Steinmann SP (2008) Osteoarthritis of the elbow: results of arthroscopic osteophyte resection and capsulectomy. J Shoulder Elbow Surg 17:126–131
32. Gofton W, King G (2001) Heterotopic ossification following elbow arthroscopy. Arthroscopy 17:E2
33. Hughes SC, Hildebrand KA (2010) Heterotopic ossification—a complication of elbow arthroscopy: a case report. J Shoulder Elbow Surg 19:e1–e5
34. Sodha S, Nagda SH, Sennett BJ (2006) Heterotopic ossification in a throwing athlete after elbow arthroscopy. Arthroscopy 22:802.e1–802.e3
35. Ball CM, Meunier M, Galatz LM, Calfee R, Yamaguchi K (2002) Arthroscopic treatment of post-traumatic elbow contracture. J Shoulder Elbow Surg 11:624–629
36. Krishnan SG, Harkins DC, Pennington SD, Harrison DK, Burkhead WZ (2007) Arthroscopic ulnohumeral arthroplasty for degenerative arthritis of the elbow in patients under fifty years of age. J Shoulder Elbow Surg 16:443–448
37. Redden JF, Stanley D (1993) Arthroscopic fenestration of the olecranon fossa in the treatment of osteoarthritis of the elbow. Arthroscopy 9:14–16
38. Rubenthaler F, Wiese M, Senge A, Keller L, Wittenberg RH (2005) Long-term follow-up of open and endoscopic Hohmann procedures for lateral epicondylitis. Arthroscopy 21:684–690
39. Clasper JC, Carr AJ (2001) Arthroscopy of the elbow for loose bodies. Ann R Coll Surg Engl 83:34–36
40. Baumgarten TE, Andrews JR, Satterwhite YE (1998) The arthroscopic classification and treatment of osteochondritis dissecans of the capitellum. Am J Sports Med 26:520–523
41. Feldman MD (1997) Arthroscopic excision of type II capitellar fractures. Arthroscopy 13:743–748
42. McLaughlin RE II, Savoie FH III, Field LD, Ramsey JR (2006) Arthroscopic treatment of the arthritic elbow due to primary radiocapitellar arthritis. Arthroscopy 22:63–69
43. Timmerman LA, Andrews JR (1994) Arthroscopic treatment of posttraumatic elbow pain and stiffness. Am J Sports Med 22:230–235
44. Phillips BB, Strasburger S (1998) Arthroscopic treatment of arthrofibrosis of the elbow joint. Arthroscopy 14:38–44
45. Dexel J, Schneiders W, Kasten P (2011) Subcutaneous emphysema of the upper extremity after elbow arthroscopy. Arthroscopy 27(7):1014–1017

第 10 章 肘关节镜：未来展望

Felix Savoie Ⅲ, Michael J. O'Brien

自 1985 年 Andrews 和 Carson 报道以来[1]，肘关节镜技术已取得了巨大的发展。肘关节镜的适应证由早期主要限于诊断性关节镜检查和游离体清除，扩展到关节炎、滑膜炎和外上髁炎的清创术。随着外科医生对肘关节的熟悉，器械设备和技术得到了不断改进。住院医生培训和专科训练期间获得的经验为关节镜技术提供了更早期的培训，外科医生经过培训后成长为经验丰富的关节镜医生。既往需要开放手术，如骨折和韧带损伤的修复，现在被越来越多的镜下手术取代。肘关节镜的未来会越来越光明，因为我们还不知道它应用范围的限度。其未来的应用可能包括关节镜介导下的关节成形术和假体置换术，以及肘关节内侧结构的修复等。

本章将重点介绍目前肘关节镜技术的进展，以及未来的发展趋势。和大部分骨科疾病一样，肘关节镜的手术指征是经适当的非手术治疗后仍有疼痛和功能障碍的患者。某些急性损伤需要急性修复。关节镜操作技术和术后康复锻炼计划会在每节里描述。

F. Savoie III (✉) · M. J. O'Brien
Tulane University School of Medicine, 1430 Tulane Avenue, SL32,
New Orleans, LA 70112, USA
e-mail: fsavoie@tulane.edu; ritarichardson08@gmail.com

M. J. O'Brien
e-mail: mobrien@tulane.edu

L. A. Pederzini (ed.), *Elbow Arthroscopy*,
DOI: 10.1007/978-3-642-38103-4_10, © ISAKOS 2013

10.1 关节镜下肱三头肌肌腱修复

肱三头肌损伤曾经是罕见的损伤，大部分发生于健美运动员。现在，由于大龄人群也想维持活跃的生活方式，肱三头肌肌腱断裂也越来越多见。肱三头肌得名于其起源于肱骨和肩胛骨的关节盂下结节的三个头，某远端呈扇形，止于鹰嘴和尺骨近端的后面。肱三头肌损伤可以是从骨面的部分或全部的撕脱、肌肉内部的撕裂或者肌肉与肌腱结合部位的撕裂。

大部分发生此类损伤的患者在行力量性运动时会感到疼痛或者是“砰”的响声。可能发生在俯卧撑、坐姿推胸运动时，或者举重运动员行仰卧推举运动期间对杠铃失去控制时更易发生。部分撕裂可发生于这些运动中，以及在游泳或做过顶颈后臂伸屈运动时。物理查体从视诊开始，可见到肘关节后侧的肿胀和瘀斑。部分及完全撕裂的患者伸肘时可触及一个凹陷。完全撕裂的患者会出现对抗重力伸肘能力完全丧失，而部分撕裂或者退行性撕裂的患者会出现伸肘力量减弱并伴疼痛。轻微损伤的患者，在从完全屈曲位做伸直肘关节的动作时会在损伤部位引发疼痛（例如，肱三头肌应力试验）。

放射学检查会显示鹰嘴尖部小的撕脱性骨折。MRI 可以明确诊断，这对于部分撕裂患者的诊断是有帮助的。

Savoie 等曾描述过关节镜下肱三头肌修复术[2]。患者取俯卧位或侧卧位，仔细触摸尺神经，确认其没有从尺神经沟内半脱位。初始的入路是对前间室行诊断性关节镜检查的近端前内侧入路或近端前外侧入路。许多这类损伤的患者都非常活跃，甚至是狂热的举重爱好者。前间室的病理改变包括游离体或者冠状突尖端的小骨赘，在进行后间室操作前可对这些病变进行处理。

初始的后侧入路是后正中入路，位于尺骨鹰嘴尖部近端约 3cm 处。为了避免损伤尺神经，对所有后侧入路开口时应确保不要偏离到中线的内侧。通常情况下，大部分肱三头肌撕脱患者经肌腱的入路会经过肌腱撕脱处。然后，沿肱三头肌肌腱的外侧缘建立后外侧入路，镜下可观察到撕裂的肱三头肌肌腱。关节镜移到后外侧入路，刨削器从后正中入路进入，通过该入路可清理尺骨鹰嘴的尖部，该处通常是肌腱损伤的边缘（图 10.1）。然后建立鹰嘴滑囊中央入路，将双线缝合锚钉置入尺骨鹰

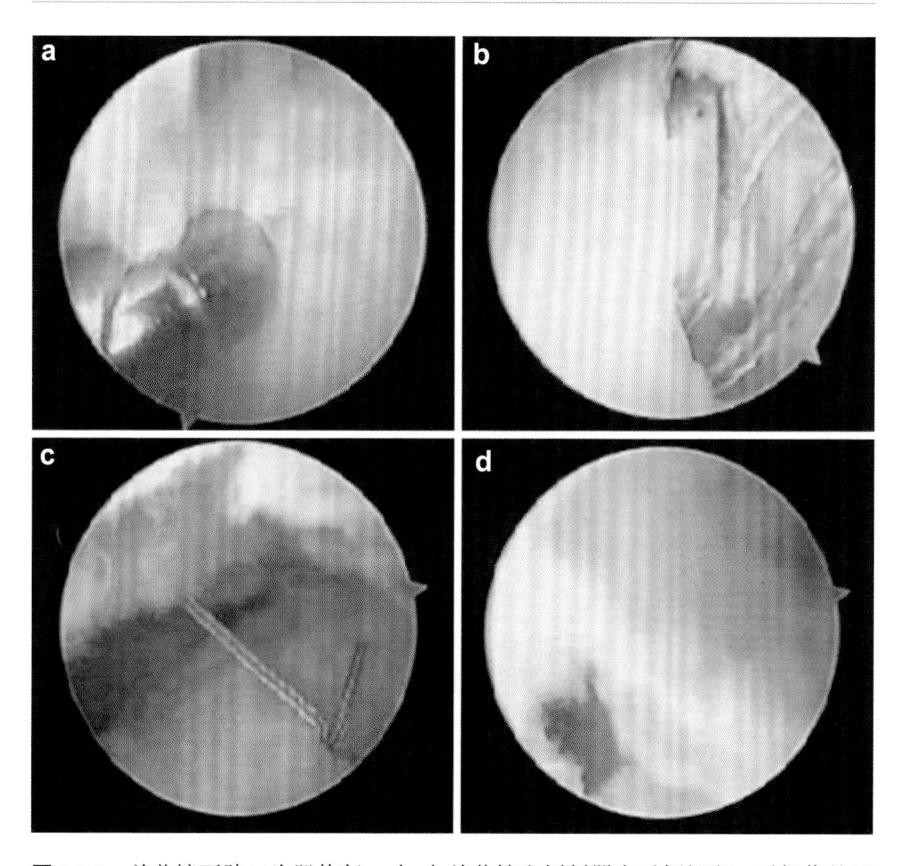

图 10.1 关节镜下肱三头肌修复。（a）关节镜和刨削器在后侧间室，对损伤的三头肌腱边缘清创。（b）缝线锚钉置于鹰嘴的尖部，缝线梭取回缝线。（c）对损伤的三头肌肌腱行褥式缝合。（d）皮下收紧打结褥式缝合的缝线，确保三头肌固定到鹰嘴尖部并密闭关节。

嘴尖部。为了避免锚钉进入关节面，锚钉的方向应指向冠状突。

经肱三头肌肌腱近端内侧及外侧经皮置入逆行缝线取回器，自锚钉处钩回缝线。为了收拢肌腱并完成近端部分的修复，通常需行双褥式缝合。缝线从皮下取回后先打一滑结，这将确保肌腱的近端固定于鹰嘴的尖部并密闭关节。然后将关节镜置于鹰嘴滑囊入路，先前的缝合线不剪断，并通过滑囊入路引出。交叉缝线，将其并入没有打结的第二个缝线锚，在尺骨更远端的位置建立缝合桥结构，将肌腱压向骨面。以类似的方式，将第二个锚钉置于尺骨的更远端，缝线打结后可将肱三头肌肌腱的远端压紧[3]。

术后，使用肘关节前侧夹板，将肘关节于伸直位固定。在术后第一次门诊就诊时，更换铰链式支具，将支具活动范围锁定在完全伸直位至屈曲 30°。此后每周增加 10° 屈曲角度，直至术后 6~8 周获得全范围内的活动，然后去除肘部支具。术后 12 周开始进行抗阻力锻炼，术后 4~6 个月恢复举重等体育活动。

10.2 关节镜下骨折修复

肘关节周围的骨折是常见的损伤类型。由于骨折粉碎会导致正常解剖关系的紊乱、重要的神经血管结构紧邻关节以及手术后常发生关节僵硬，因此肘关节周围的骨折令人十分头痛。关节镜可在不干扰肘关节静态及动态性结构的基础上，为术者提供肘关节内的直视图像，因此关节镜可辅助骨折的复位和治疗。关节镜的使用有助于复位，减少关节内骨折线台阶的程度以及避免医源性不稳定。对于只有一至两个骨折块的简单骨折，适合采用镜下固定。而对于严重粉碎的复杂骨折，开放复位内固定则更为妥当。

和大多数骨折一样，病史通常包括跌倒、运动损伤或机动车事故等创伤性损伤。物理检查应从仔细的视诊开始，注意查看有无开放伤口和点状出血。轻柔的触诊可诱发局部疼痛以及骨擦感。活动度检查会发现前臂旋转受限或肘关节屈伸活动受限。由于患者疼痛和恐惧，查体可能无法全部完成。在骨折或脱位的情况下，必须仔细检查神经系统。此外，也应常规检查肩关节和腕关节。大部分骨折可通过常规的肘关节放射学检查明确诊断，CT 扫描有助于确认严重粉碎性骨折的骨折块数目。

简单骨折如单纯的髁部劈裂骨折、肱骨小头的剪切骨折、非粉碎性桡骨小头骨折、较大的冠状突骨折等，可以在关节镜下得到良好的治疗。首先，从近端前内侧入路置入关节镜以观察侧方结构，关节镜进入肘关节后会遇到大量的血肿，从近端前外侧入路置入刨削器清理血肿，暴露骨折线。在刚开始清理时，建议减少吸引器的使用，因为吸引所致的关节囊撕裂和肱肌叠压会将桡神经更推进术野。刨削器的尖端可用来触探、控制骨折块。

对于桡骨小头骨折（图 10.2）和肱骨小头剪切骨折（图 10.3），在肱桡关节水平前外侧入路置入剥离子对骨折块进行操作，通过关节镜器械设备将骨折进行复位，然后用克氏针临时固定。荧光成像确认复位和导针的位置后，通过导针拧入无头空心螺钉进行可靠的内固定。对于桡

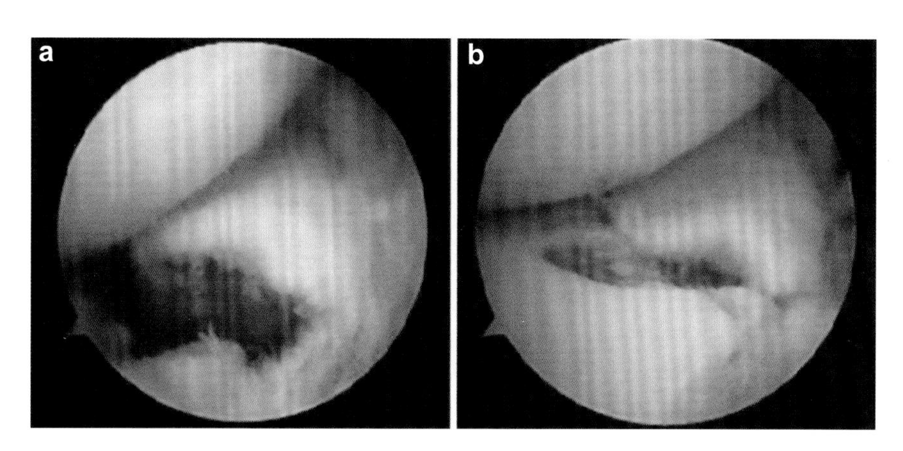

图 10.2 桡骨小头骨折。（a）复位前，从近端前内侧入路观察到 Mason Ⅱ型桡骨小头骨折。（b）无头加压螺钉固定后。

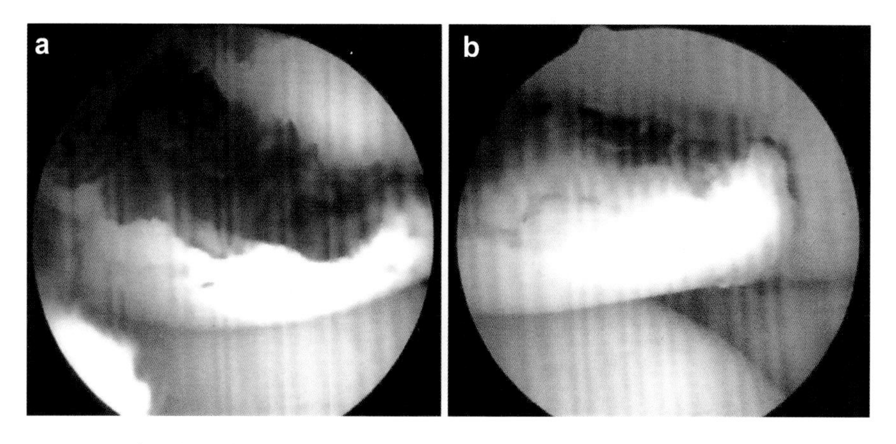

图 10.3 肱骨小头剪切骨折。（a）复位前，从近端前内侧入路观察到 I 型肱骨头骨折（冠状面剪切骨折或 Hahn-Steinthal 碎块）的情况。（b）无头加压螺钉固定后。

小骨头骨折，螺钉应由外向内拧入；对于肱骨小头骨折，螺钉则应由后向前拧入。无头螺钉可避免关节软骨的损害和肘关节活动时的异响。

Rolla 等[4]报道了6例关节镜下行复位内固定的桡骨小头骨折患者的初步结果，所有患者在术后6个月内恢复到损伤前的功能状态。Michels 等[5]报道了14例 Mason Ⅱ型桡骨头骨折患者行关节镜治疗的5年随访资料，11例患者 Mayo 肘关节功能评分（Mayo Elbow Performance Score，MEPS）为优秀，3例为良好。这一关节镜技术的优势在于，通常用一个螺钉就可以获得足够的稳定。

对于肱骨远端髁部的骨折（图10.4），可以通过刨削器尖端或剥离子进行复位。可将大的骨折复位钳置于髁的内侧及外侧，对骨折进行复位并对骨折部位保持加压。将关节置入前间室内，在直视下观察关节面软骨的台阶以获得最佳复位。在荧光镜的引导下将导针由外向内打入，然后用空心螺钉行可靠的内固定。复位钳在钻孔和螺钉拧入期间应保持在位，在任何一个步骤取走复位钳都会导致复位丢失和骨折移位。

对于 Regan-Morrey Ⅲ型骨折[6]和任何影响关节活动的冠状突骨折，建议手术治疗。当粉碎性骨折影响复位时，可在关节镜下取出游离的碎屑。较大的冠状突骨折可在关节镜下得到有效的治疗。自近端前外侧入路置入关节镜，观察肘关节内侧结构。用重建前交叉韧带的胫骨钻孔导向器复位并维持骨折块，由尺骨后侧皮质钻入导针至骨折块。如果骨折块足够大，用单个的空心螺钉由后向前拧入固定骨折块。如果骨折块很

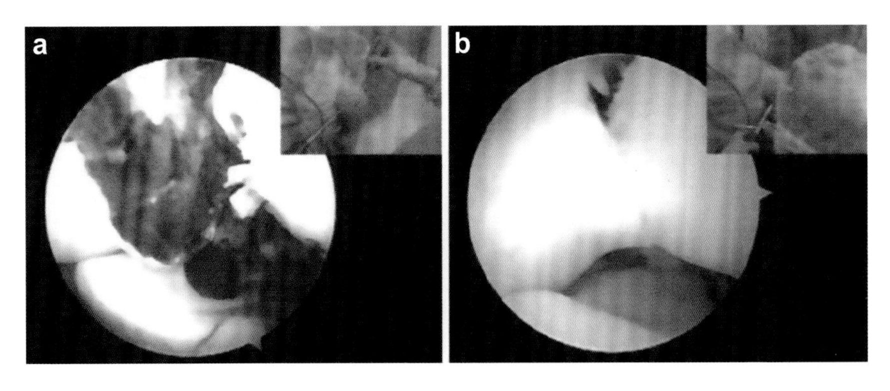

图10.4 肱骨远端单髁骨折。（a）肱骨远端单髁单纯矢状位劈裂骨折复位前。（b）空心加压螺钉固定后。

小或粉碎，可在骨折块两端分别钻孔，用缝线将骨折块拉住复位并通过骨桥在尺骨后侧皮质收紧打结。

Adams 等 [7] 报道了他们对 4 例Ⅱ型和 3 例Ⅲ型冠状突骨折患者行镜下辅助复位和内固定的治疗经验。他们用前交叉韧带导向器放置导针，然后通过导针拧入空心螺钉对骨折进行固定。5 例患者平均随访 2 年 8 个月，MEP 评分为 100 分。

10.3 关节镜下肱二头肌修复

肱二头肌肌腱远端的撕裂通常发生在力量性运动中，临床诊断依靠病史和物理检查。损伤发生在肱二头肌行离心收缩时，例如举重物或移动家具时。患者会主诉有“砰”的响声，即刻感到肘窝和前臂剧烈疼痛，在数天内出现局部瘀斑，疼痛通常在数天后会明显改善。视诊可发现伤侧肢体肘窝的瘀斑，因为撕裂的肌腱可被二头肌腱膜固定在原位，有时会看不到肱二头肌肌腹向近端迁移后出现的显著凹陷。在肘部前方由外向内触诊，可发现远端肱二头肌肌腱缺失，出现 Hook 试验阳性。活动度可以正常。与对侧肢体相比，抵抗旋后的力量会减弱。MRI 可以明确诊断。如 Giuffre 和 Moss 所述将前臂置于屈曲外展旋后位，可观察到整条或分两条从其肌腱结合部到桡骨结节止点处肱二头肌肌腱的全长 [8]。

在镜下探查肱二头肌肌腱远端附着点，通过肘关节活动度可对部分损伤的肌腱作出动态评估。通过扩张的肱二头肌桡骨囊探查肌腱，可为病变的观察提供清晰且放大的视野 [9, 10]。

通过肱二头肌桡骨囊的关节镜检查通常在患者全身麻醉下进行，前臂取充分旋后位。在肘关节横纹远端 2cm 肱二头肌肌腱可触及处行纵向切口，长约 2.5cm。确认并保护前臂外侧皮神经，用手指钝性分离二头肌肌腱远端及关节囊，用 7~10mL 生理盐水扩充关节囊。在关节囊的桡侧做一个小的入路，以便关节镜进入。通过该入路可确认二头肌肌腱，并且其远端在桡骨结节止点上。在前臂旋转或使二头肌肌腱收缩的情况下，动态观察肌腱。通过仔细观察肌腱，可明确其损伤的程度或百分比。小于 50% 的肌腱撕裂可用电动刨削器通过上述入路清创，通常在不使用吸引器的情况下用全半径的刨削器。大于 50% 的肌腱撕裂可以转化成全层撕裂并进行修复。用钩型的电探针将肌腱完全打断，延长切口进行开放修复术，通过小的切口在桡骨结节置入纽扣钢板、界面螺钉或缝合锚钉固定。

Sharma 和 MacKay[3] 描述了一种用纽扣钢板技术修复完全撕裂肌腱的镜下技术。在臂部前侧正中线、肘前横纹近端 5cm 处，做长约 1.5cm 的纵向切口。从切口牵出断裂的二头肌肌腱远端，将肌腱残端新鲜化处理并缝合于一个固定袢的纽扣钢板上。从二头肌肌腱远端束的下方置入关节镜并到其止点，可以清晰地看到桡骨结节。取出镜头，将镜鞘留在原处并定位在桡骨结节。在导针和纽扣钢板牵引系统置入期间，镜鞘可起到保护周围神经血管的作用。导针通过双层皮质技术置入，并穿过前臂背侧皮肤。沿导针用纽扣钢板的空心钻穿过双侧皮质扩孔，然后用 6mm 的空心钻扩近侧皮质。纽扣钢板的牵引线穿过导针（尾部的孔），牵引线从前臂背侧皮肤牵出，确认纽扣钢板翻转并在桡骨背侧面拴牢。纽扣钢板的位置可用荧光成像确认，二头肌肌腱的止点位置可通过关节镜直接观察。

术后早期即开始进行活动度练习。对于单纯行肌腱清创的患者，术后即刻开始活动锻炼，3~4 周后可恢复完全抗阻力运动。对于行肌腱修复术的患者，术后即刻行活动度练习，4~6 周后开始轻度的运动，力量性训练可在术后 12 周开始。

10.4 外侧副韧带修复

肘关节外侧副韧带复合体的损伤会导致日常活动的严重功能障碍。与内侧尺侧副韧带损伤通常只会导致在体育活动时诱发疼痛和不稳定不同，桡侧尺肱韧带（radial ulnohumeral ligament, RUHL）的功能不全会使大部分日常活动变得困难，从椅子上撑起、握手或者开门的动作均会导致疼痛和不稳定。自从 O'Driscoll 等 [11] 首次描述以来，人们对于肘关节后外侧旋转不稳定（posterolateral rotatory instability, PLRI）的认识不断深入，治疗手段也不断提高。一般认为在后期需要用移植物行开放重建，但是在早期或者急性损伤的情况下，镜下修复是可能的。

患者会主诉肘关节外侧疼痛和在运动时“砰”的响声，或在从椅子上离开或站起时感觉到沉闷或“砰”的声音。这一主观感觉可以在物理检查时复制，例如椅子试验，该试验让患者的手完全旋后位并扶把手从椅子上撑起。临床上外侧不稳定可以通过肘关节的轴移试验验证，该体征最早由 O'Driscoll 等[11] 描述，通常在仰卧位进行，会诱发明显的不稳定或者疼痛和恐惧感。

诊断性影像学从常规放射学检查开始。在急性损伤的病例中，放射学检查可发现肱骨后外侧髁的撕脱性骨折。轴向应力位透视或照片会发现桡骨头和尺骨近端同时半脱位并向后外侧旋转。肘关节 MRI 检查可明确桡侧尺肱韧带损伤，尤其是通过关节腔内的造影。

根据病因不同，后外侧不稳定的外科治疗可分为不同的类别：急性脱位、复发性脱位和关节后外侧旋转不确定的治疗。根据重建时用的软组织类型，手术技术也可被分为以下类别：韧带撕脱的修复、桡侧尺肱韧带复合体的紧缩术（同时行或不行骨折的修复）和肌腱移植物的重建术。

与急性脱位和复发性脱位解剖基础相关的损伤形式是桡侧尺肱韧带从肱骨附着点撕脱。肘关节脱位保守治疗通常有效，但保守治疗最常见的并发症是肘关节僵硬，而不是复发性不稳定。然而，对于放射学上可见肱骨撕脱性骨折的患者、对功能要求高的患者、职业运动员、关节复合损伤的患者以及肘关节脱位非手术治疗失败复发性不稳定的患者，手术治疗是有益的。这些患者是行关节镜下桡侧尺肱韧带修复术的适应人群（图 10.5）。

首先建立近端前内侧入路置入关节镜，对前间室进行诊断性关节镜检查。在急性期可见到大量的血肿，可通过近端前外侧入路置入刨削器清除，但需确认前侧关节囊和肱肌的撕裂情况。有时也可能出现冠状突、桡骨头和肱骨远端的复合骨折，因为环状韧带绕在桡骨头周围，所以应仔细探查环状韧带并检查其松弛度。在前臂充分旋后位旋转前臂，以便在镜下评估后外侧旋转不稳定的情况。

关节镜置入尺骨鹰嘴尖部近端 3cm 处的后正中入路，从近端后外侧入路置入刨削器清除后间室内的血肿。检查内侧沟，以明确有无关节囊撕裂及游离体。然后关节镜进一步探入后外侧沟，清除外侧沟的血肿，期间注意紧贴尺骨操作以免损伤撕裂的桡侧尺肱韧带。对肱骨远端的后侧以及桡侧尺肱韧带撕脱的部位也要适当清创。其撕脱点通常位于尺骨鹰嘴窝中央外侧略浅表的位置，韧带撕脱后形成的裸区很容易被发现。

确认撕脱的位置并清创后，将双线缝线锚钉置入桡侧尺肱韧带肱骨

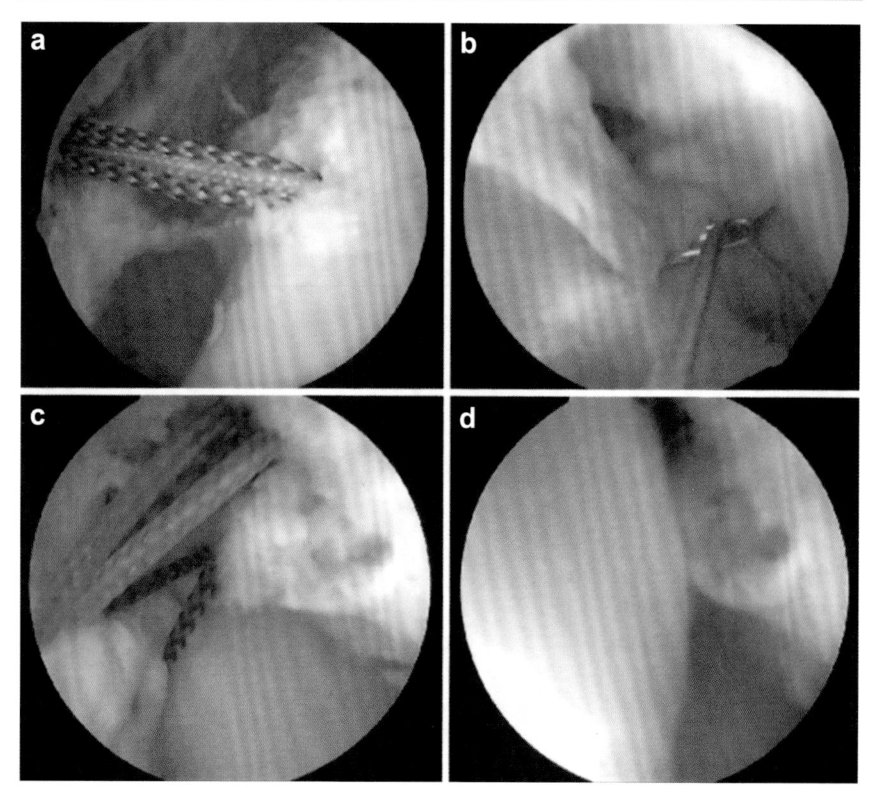

图 10.5 关节镜下 RUHL 修复。（a）缝合锚置于肱骨后外侧髁。（b）缝线通过撕裂的 RUHL 在外侧沟下取回。（c）对损伤的 RUHL 行褥式缝合。（d）褥式缝合线打结后，由于外侧沟被闭合导致关节镜被推出外侧沟。

的起点处。缝线置于外侧沟然后回线，通过未损伤部分行两个横向褥式缝合。在有骨性撕脱的情况下，一组置于骨折块周围，另一组在骨折块的远端。关节镜下在外侧沟将缝线拉紧，这一操作会使关节镜被推出外侧沟。伸展肘关节，取回缝线，并在肱肌下方打结固定。韧带在肘关节伸展时松弛，屈曲时紧张。因此，我们建议在拉紧缝线时肘关节内翻和屈曲 45°~60°，以预防缝线过紧和肘关节屈曲的丧失。

术后，肘关节屈曲 30° 并用后侧夹板制动。荧光影像可确认夹板内的复位情况，为了保持良好的复位，肘关节可以进一步屈曲。在术后

5~7 天，去除夹板更换铰链式支具，允许屈曲 0°~45° 的自由活动。术后 6~8 周去除铰链式支具，然后可恢复肘关节的全范围活动，理疗的同时可进行更激烈的锻炼和力量练习。

10.5 剥脱性骨软骨炎的骨移植

剥脱性骨软骨炎的治疗对骨科医生来说是一种挑战。它通常发生于年轻的运动员，特别是棒球运动员和体操运动员。在青年运动员中，这一疾病会导致显著的疼痛，伴有臂部不能负重或完全伸展受限。疼痛和功能障碍往往导致体育活动的受限。

患者常主诉肘关节外侧疼痛，肘关节僵硬伴随伸直受限是常见的体征。弹响、摩擦感或交锁等机械症状可能会出现，这些提示关节内可能出现了游离体。检查时可能会发现外侧沟肿胀。肘关节后外侧触痛明显，肘关节屈曲 90° 时肱骨小头外侧压痛。与对侧肢体相比，肘关节活动范围受限，伸直 10° ~20° 丧失。研磨试验通常阳性，该试验对患侧前臂实施轴向负荷、外翻应力及旋转活动，此动作会导致肱桡关节产生负荷并使桡骨头接触到损伤的肱骨小头，从而出现可复制的疼痛和机械症状。放射学检查会提示损伤。MRI 可确诊，MRI 关节造影对评估软骨帽的状态尤其有帮助。如果有软骨帽分离或移位，显影剂会沿着软骨缺损处充盈，同时显示移位的程度。

对于保守治疗失败后有持续疼痛和功能障碍的患者，可行手术治疗。手术指征还包括游离体导致关节内机械症状的患者。外科治疗技术包括镜下对病损部位清创、固定软骨块或者清除软骨块后在缺损的骨床上钻孔。

剥脱性骨软骨炎损害伴随骨缺损是治疗上的难点，显著的骨缺损使对骨床行简单的钻孔治疗变得毫无意义。肱骨小头外侧面的缺损或者是肱骨小头“肩部”的缺损，会导致骨容积问题以及潜在的不稳定。骨缺损可通过常规的放射学检查诊断，骨缺损的量可通过进一步的 CT 或 MRI 检查明确。对骨缺损行骨移植是必要的，而这一手术操作可通过关节镜下完成。

在前间室行诊断性关节镜检查后，取出游离体并清除滑膜。在后外侧入路置入关节镜，并沿外侧沟前进，保持前间室由近端前内侧入路灌注，这会帮助水流逆行到外侧沟并保持外侧沟充盈以确保良好的手术视野。用 70° 的镜头观察肱骨小头并充分观察骨缺损。在肘关节后外侧建立标准入路及辅助入路远端软点入路，以便使器械接近剥脱性骨软骨炎的病损部位。将肘关节屈曲超过 90°，可使肱骨小头完全暴露于视野内，这两个入路可在不损害桡骨头的情况下行进一步的手术。用刨削器清理缺损处，清除软组织碎屑或骨性游离体。一旦明确骨缺损，即可决定继续行镜下骨移植术。用标准化模版测量骨缺损处，选择比缺损尺寸小 1~2mm 的同种异体骨骨栓。通过远端软点入路，明确正确的置入角度。用穿刺套管从缺损处的中央面移除损伤处骨栓，在相同的角度上将同种异体骨栓嵌入肱骨小头。骨栓可以充填缺损，重建肱骨小头的凸面。骨栓可单独移植于损伤部位，还可加用生物补片（图 10.6）或软骨移植物覆盖。图 10.7 显示通过小的后外侧切口用软骨移植物复合活性软骨细胞被覆同种异体骨栓。

术后，患者佩戴铰链式肘部支具制动 6 周，肘关节外侧避免负重。早期的活动度练习在佩戴铰链式支具时即开始，但应避免肘关节负重。力量性训练和抗阻力运动在术后 12 周后开始。6 个月后可允许重返运动。术后 6 个月可行 MRI 检查以明确移植物与肱骨小头的愈合情况。

10.6 关节镜辅助下关节成形术

肘关节炎是一种对肘关节功能影响较大的疾病，尤其是发生于年轻人时。骨关节炎通常会导致活动的无痛性丧失，并伴有由骨赘和游离体导致的摩擦音。相反，创伤性关节炎是一种疼痛性疾病，常导致关节僵硬和关节活动度丧失。

当保守治疗无法缓解疼痛和僵硬时，关节镜下手术治疗可能是一种选择。长期以来，尺肱关节成形术已被证实对消除机械症状、恢复关节活动和减轻疼痛具有很好的效果。该术式主要是在鹰嘴窝和冠状窝之间钻孔建立入路，连通肱骨远端，同时清除前、后间室内有撞击的骨赘。

未来，关节镜介导下的关节成形术或者假体置换术可能会是一种治疗选择。将松质骨系统嵌入生物移植物并移植到肱桡关节表面，移植物可以缝合于周围的软组织或用缝合锚钉来固定，因此类似的关节表面的生物重修是可能的（图 10.8）。同样，桡骨头或肱骨小头的假体置换术

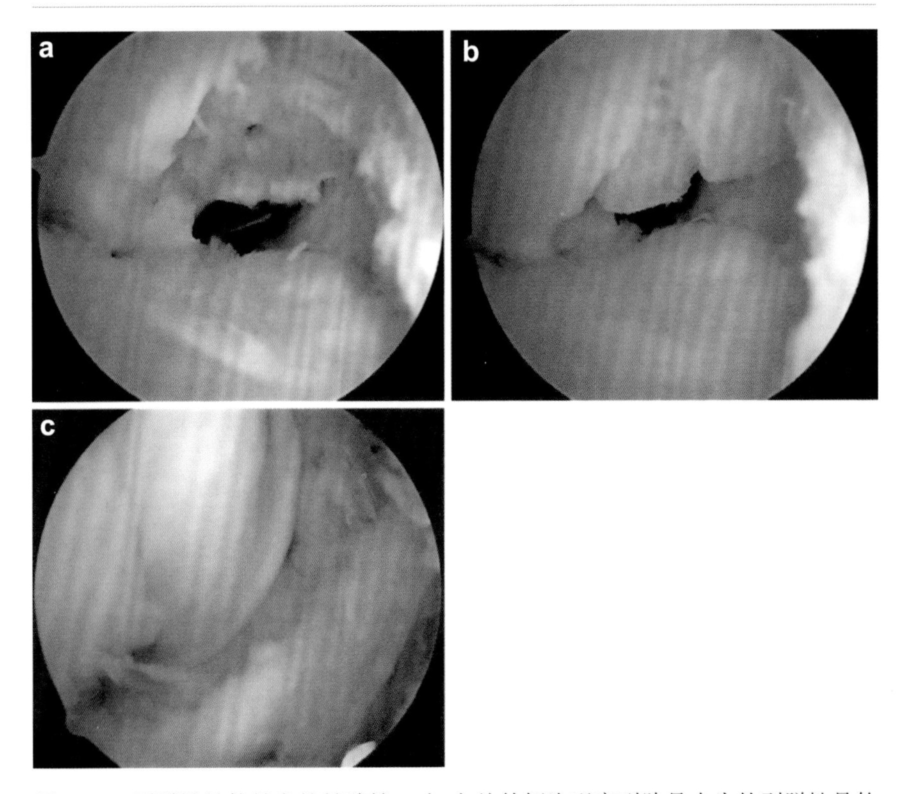

图 10.6 剥脱性骨软骨炎的骨移植。（a）从外侧沟观察到肱骨小头的剥脱性骨软骨炎，伴有骨缺损和外侧“肩部”的骨缺损，病损处钻孔后。（b）同种异体骨栓移植后。（c）生物表面重建后。

可通过关节镜辅助下的小切口微创技术完成。

10.7 结论

肘关节镜领域在过去的 25 年里取得了突飞猛进的发展。富有创新精神的关节镜医生持续拓展其手术指征并发展新的外科技术，使其应用范围不断扩大。骨折的固定和韧带撕脱的手术被越来越多地在关节镜下操作完成。不难想象，在不久的将来会有更多的手术能在关节镜辅助下完成，例如关节镜介导下的关节成形术、假体置换术及肘关节内侧韧带

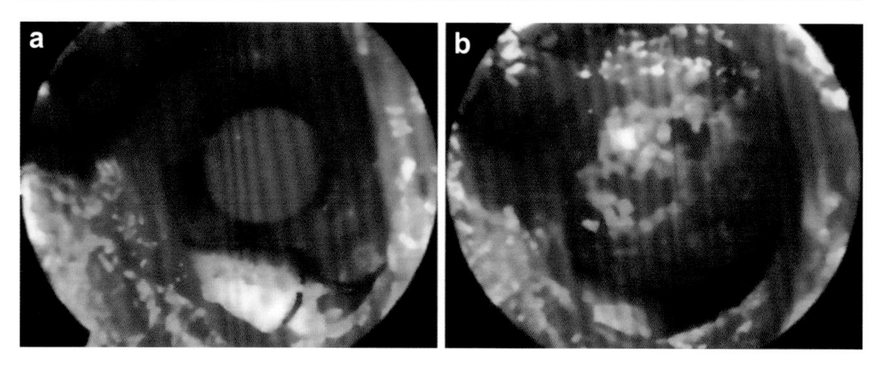

图 10.7 剥脱性骨软骨炎的软骨移植。（a）从后外侧小切口观察到肱骨小头剥脱性骨软骨炎，行同种异体骨栓移植后。（b）用活性软骨移植物行表面重建后。

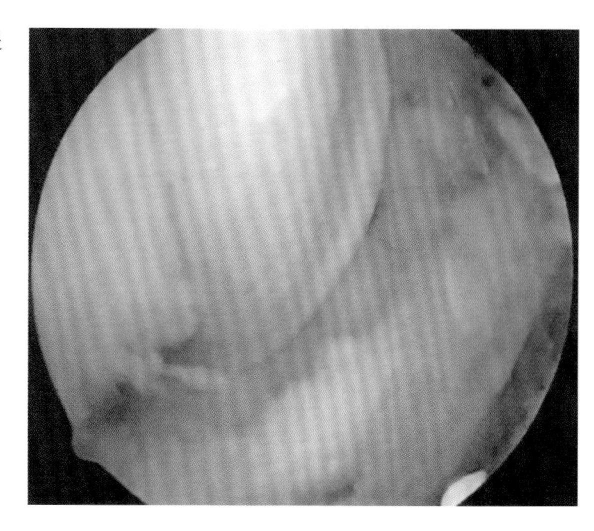

图 10.8 关节镜下肱桡关节的生物表面重建。

的修复术等。当代关节镜外科医生的创新思维和聪明才智必将不断突破原有的限制，推动新的外科手术技术的发展，对于肘关节镜的各种憧憬必将变为现实。

（赵金柱 徐卫东 译）

参考文献

1. Andrews JR, Carson WG (1985) Arthroscopy of the elbow. Arthroscopy 1985(1):97–107
2. Savoie FH III, Field LD, O'Brien MJ (2010) Arthroscopic triceps repair. In: Savoie FH III, Field LD (ed) AANA advanced arthroscopy, the elbow and wrist.: Saunders Elsevier, Philadelphia: 132–135
3. Sharma S, MacKay G (2005) Endoscopic repair of distal biceps tendon using an endobutton. Arthroscopy 21:897
4. Rolla PR, Surace MF, Bini A, Pilato G (2006) Arthroscopic treatment of fractures of the radial head. Arthroscopy, 22:233 e1–233 e6
5. Michels F, Pouliart N, Handelberg F (2007) Arthroscopic management of mason type II radial head fractures. Knee Surg Sports Traumatol Arthrosc 15:1244–1250
6. Regan W, Morrey B (1989) Fractures of the coronoid process of the ulna. J Bone Joint Surg Am 71:1348–1354
7. Adams JE, Merton SM, Steinmann SP (2007) Arthroscopic-assisted treatment of coronoid fractures. Arthroscopy 2007(23):1060–1065
8. Giuffre BM, Moss MJ (2004) Optimal positioning for MRI of the distal biceps brachii tendon: flexed abducted supinated view. AJR Am J Roentgenol 182:944–946
9. Bain GI, Johnson JL, Turner PC (2008) Treatment of partial distal biceps tendon tears. Sports Med Arthrosc 16:154–161
10. Eames MHA, Bain GI (2006) Distal biceps tendon endoscopy and anterior elbow arthroscopy portal. Tech Shoulder Elbow Surg 7:139–142
11. O'Driscoll SW, Bell DF, Morrey BF (1991) Posterolateral rotatory instability of the elbow. J Bone Joint Surg Am 73:440–446

索引

B

臂丛神经阻滞麻醉 13
剥脱性骨软骨炎 25

C

侧卧位 14
尺侧副韧带 61
尺侧副韧带功能不全 62
尺侧副韧带损伤 63
尺神经 6
尺神经离断伤 110
创伤后肘关节僵硬 46
创伤性关节炎 128

E

二头肌远端内镜下切除术 82

F

俯卧撑征 71
俯卧位 16
附属外侧副韧带 69

G

改良仰卧位 2
干法内镜技术 77
肱骨小头 25
肱骨小头剥脱性骨软骨炎 26
肱骨小头和滑车骨折 88
肱骨小头剪切骨折 121
肱桡关节压迫试验 26
肱三头肌 118
肱三头肌损伤 118
骨关节炎 128
骨软骨病 26

关节僵硬 46
关节镜下复位内固定 88
关节镜下肱三头肌修复术 118
关节内改变 36
冠状突肥大 56

H

横韧带 62
后侧牵引入路 9
后侧入路 9
后间室 20
后外侧入路 9
后外侧旋转不稳定 68
后外侧旋转不稳定试验 71
后斜韧带 62
划痕 6
滑膜皱褶增厚 41
滑液瘘 57
化脓性滑囊炎 80
环状韧带 69
活动性外翻应力试验 64

J

急性肘关节脱位 68
挤奶法 63
计算机断层扫描 26
近端前内侧入路 7
近端前外侧入路 7
镜下折叠术 74

M

马赛克软骨移植术 52
弥漫性特发性骨质增生症 112

N

内镜下肘管松解 78

P

皮神经 6
皮神经损伤 108

Q

前臂内侧皮神经 108
前间室 19
前斜韧带 62
切线骨折 88

R

桡侧尺肱韧带 124
桡侧副韧带 69
桡骨头肥大 56
桡骨小头切除术 49
桡神经麻痹 31
桡神经浅支 108
软点 3
软点入路 8
软骨下骨 25

S

伸肘外翻过度负荷综合征 62
深部感染 112
神经损伤 107
湿法内镜技术 77
视觉模拟评分法 57
术后挛缩 112
四步法技术 37

W

外侧尺副韧带 69
外侧皱襞 40
外上髁炎 35
外展外翻应力试验 64
无菌性滑囊炎 80

X

血肿 114

Y

一过性神经失用症 109
研磨试验 127

仰卧位 14
椅子征 71
异位骨化 112
鹰嘴肥大 56
鹰嘴滑囊切除术 80
鹰嘴滑囊炎 80

Z

诊断性关节镜 18
直接外侧入路 8
肘关节剥脱性骨软骨炎 25
肘关节过度使用综合征 46
肘关节后外侧旋转不稳定 124
肘关节外翻不稳定 61
肘关节炎 128
自体骨软骨移植术 32

其他

Bier 静脉阻滞麻醉 13
Hill-Sachs 损伤 89